Lean Healthcare
Systems Engineering
for Clinical
Environments

A Step-by-Step Process for Managing
Workflow and Care Improvement Projects

跨越鸿沟

医院环境进阶中的精益医疗系统工程

原　著　[美] Bohdan W. Oppenheim

主译　王　岳　樊　荣　霍　婷

科学普及出版社
·北京·

图书在版编目（CIP）数据

跨越鸿沟：医院环境进阶中的精益医疗系统工程 /（美）博赫丹·W.奥本海姆 (Bohdan W. Oppenheim) 原著；王岳，樊荣，霍婷主译 . — 北京：科学普及出版社，2023.9

书名原文：Lean Healthcare Systems Engineering for Clinical Environments: A Step-by-Step Process for Managing Workflow and Care Improvement Projects

ISBN 978-7-110-10457-6

Ⅰ.①跨… Ⅱ.①博… ②王… ③樊… ④霍… Ⅲ.①医院—管理 Ⅳ.① R197.32

中国版本图书馆 CIP 数据核字（2022）第 116326 号

著作权合同登记号：01-2022-3311

策划编辑	宗俊琳　王　微
责任编辑	史慧勤
文字编辑	弥子雯
装帧设计	佳木水轩
责任印制	李晓霖

出　版	科学普及出版社
发　行	中国科学技术出版社有限公司发行部
地　址	北京市海淀区中关村南大街 16 号
邮　编	100081
发行电话	010-62173865
传　真	010-62179148
网　址	http://www.cspbooks.com.cn

开　本	710mm×1000mm　1/16
字　数	154 千字
印　张	11.5
版　次	2023 年 9 月第 1 版
印　次	2023 年 9 月第 1 次印刷
印　刷	北京长宁印刷有限公司
书　号	ISBN 978-7-110-10457-6/R·915
定　价	148.00 元

版权声明

内容提要

　　医疗是人类文明社会中极为碎片化的系统，每个医务人员在临床中都难免会遇到沟通不畅和"甩锅"现象。系统工程理念，能够将复杂的碎片化元素进行严密集成，建立一个有序整合、有力衔接、有效协作的系统。精益医疗理念和管理工具，能够减少浪费并精简工作流程，提高项目逻辑严密性、工作质量和成果质量，实现价值的最大化。我们要做的就是将精益医疗和系统工程相结合，或者更准确地说，是将医疗与精益系统工程相结合。应用精益医疗系统工程有助于提高项目逻辑严密性、工作质量和成果质量，同时，能够缩减项目工作量、成本和进度期。最重要的是，精益医疗系统工程还能够为患者提供更好的照护，减少医务人员的职业挫折感和倦怠感。本书系统介绍了精益医疗系统工程理念在医院各个领域的实际应用，提出了60多个医疗保健促进工程的精益推动项目。每个推动项目都可以作为一个改善工作流程、医疗照护或手术操作的独立工程，均包含了精益医疗系统工程主要执行步骤的摘要，并列明了典型挑战与浪费，同时提出了各种环境下精益医疗系统工程的解决方案，定义了目标系统、关键要素、风险和预期收益等，以期能够简明扼要涵盖工程项目的全部要点。本书系统全面，兼具深度与广度，可指导医学相关领域各层次人员更好地执行或完成临床医疗实践及研究活动，也可供医院管理者进行医疗流程改革时参考。

译者名单

主　译　王　岳　樊　荣　霍　婷

译　者（以姓氏笔画为序）

王　岳　北京大学医学人文学院

李若男　北京大学第三医院

李欣瑶　北京清华长庚医院

贾　静　北京清华长庚医院

樊　荣　北京清华长庚医院

霍　婷　北京大学第六医院

王岳，法学博士，教授，博士研究生导师，北京大学医学人文学院副院长。中国人体健康科技促进会医学人文与医院管理专委会主任委员，中国卫生法学会学术委员会副主任委员。

樊荣，公共卫生硕士，北京清华长庚医院医患关系协调办公室主任，中国政法大学法律硕士学院兼职导师。世界华人医师协会患者安全与医疗质量委员会委员，中国医院协会医疗法制专业委员会委员。

霍婷，法律硕士（卫生法学方向），北京大学第六医院助理研究员。

自美国医学研究所发表题为《跨越质量鸿沟》(*Crossing the Quality Chasm*)这一影响深远的报告以来,已经过去了近 20 年。报告确立了医疗服务质量的六个目标(分别是安全性、及时性、有效性、高效性、公平性和以患者为中心),并指出当前状态与期望状态之间存在巨大差距。遗憾的是,尽管这份报告受到了极大关注,但相关领域的研究却进展甚微。在美国,医疗行业的现状与理想状态仍然存在巨大差距,这种差距表现在医疗服务中就是效率较低并呈现碎片化特征。如医疗服务提供不及时,很容易导致风险。大多数美国公民在他们生命的某个时刻都可能遭受误诊的痛苦,他们得不到应有的照护,却在为世界上最昂贵的系统之一付费。

多年来,许多著名的质量和安全专家写了很多关于质量改进的文章,但研究进展依旧缓慢。一些人呼吁医疗行业应将目光转向其他行业,例如关注核电和航空业的安全性、酒店和娱乐业的以"客户"为中心,以及汽车行业特别是丰田的高效性(也被称为"精益")。

本书著者 Bohdan Oppenheim 博士所提出的精益医疗系统工程(lean healthcare systems engineering,LHSE)是一种全新的方法,他将系统工程师在大型国防项目中使用的概念引入进了医疗行业。这些大型国防项目涉及分布各地的众多公司和人员,他们需要共同努力以解决复杂的协调问题。本书的独特之处在于,这些功能强大的系统工程工具经修改后能够用于解决规模较小的医疗问题——而这些医疗问题正是由碎片化、沟通协调不畅引起的。

精益医疗系统工程（LHSE）确实使用了一些为大多数医疗质量从业者所熟悉的工具，如鱼骨图、流程图和精益生产等。但在许多质量管理工作中，上述工具通常是单独部署，或者可能与 PDSA 循环（包括计划、执行、研究和行动四个阶段）一同部署。这些单独部署的工具并没有强大到足以解决医疗中所有需要的质量改进。相反，这些工具在处理问题时会呈现碎片化状态，同时导致大量耗时且成本高昂的试错。通常情况下，常见的试错方法会诱使人想要篡改结果数据，直到形成解决方案为止。而 LHSE 通过创建一个非常系统且严密的方法，能够克服上述弊端，即在使用上述和其他流行工具时，通过将它们组合成一个系统方法之后再用来解决问题。

如本书所述，LHSE 秉持着绝不创建无用的改进系统的精益理念，不仅消除了大型工程项目在使用系统工程时存在的大量浪费和使用复杂的弊端，同时又保存了医疗所需的最基本的严密性。LHSE 已被证明广泛适用于中等规模的医疗项目。

在医疗项目中应用 PDSA 等典型改进系统是有效的，但它们无法解决医疗碎片化的本质问题。换言之，尽管这些工具被广泛应用，但并没有兑现建立一个更好的医疗系统的承诺。

LHSE 虽然是一种严密方法，但只是需要在思考和推理方面要有一定的精确度，并不需要使用者具备任何工程或数学专业知识。

应注意 LHSE 和其他质量改进方法之间的一些差异。在使用 LHSE 中，需要高度警惕不要过早跳转到解决方案的步骤。许多传统的质量改进方法都会做出一个错误假设——由于存在的问题很容易识别，所以不需要花太多时间思考如何描述它。

显而易见，对已发表的成果做文献综述是研究的第一步。但根据我的经验，这项工作并没有完成，或者可以说完成得很差，以至于项目界定不清，并经常重复过去已发生的错误。

LHSE 的背景阶段突出了对以往相关研究成果的回顾。

LHSE 还强调需要列出精确的系统需求，这些需求通常被其他的医疗质量改进方法所忽略。对于新使用的系统，如果没有列出精确的系统需求，很可能导致其无法解决重要问题，并引发后续低效的试错。LHSE 通过下达清晰的定义系统需求的指令，进而增强了系统工程的严密性。根据我的经验，一个项目走向失败的主要原因之一是没有定义需求；如果有的话，就是没有实现已定义的需求。

其他质量改进方法不仅常常假设对有关问题的描述是微不足道且容易实现的，还会过早地跳转到解决方案的步骤。与之不同，LHSE 会对替代方案进行分析，这是其他医疗质量改进方法未涉足的另一种新方法。取决于循环中计划阶段的执行进度，经典的 PDSA 循环可能只是选择一种解决方案并进行尝试。而 LHSE 在选择之前，会记住几个候选解决方案并对它们进行正式的评估，相比之下，其能够避免试错中常常出现的挫败。

最后，在具体实施之前，LHSE 要求对所涉及的风险进行评估，并对所提出的解决方案进行验证与确认。

即使在没有大量资源的情况下，精益医疗系统工程所具有的严密性也都可以实现。它有潜力创建既经得起细致严密分析，又不会因分析过度而出现无法决策现象的系统改进。此外，它的优势是能够将耗时且成本高昂的试错最小化，并且应用了一种更系统的方法。本书简明扼要地介绍了 LHSE 的基本要素。

除了介绍精益医疗系统工程流程外，本书还包含了 63 个在诊所、医院（包括手术室和急诊）、实验室、药房和辅助科室的典型医疗项目中使用的总结表。这些总结表基于减少浪费、提升价值的精益思想而产生，展示了推荐的主要项目步骤，因此又被称为医疗保健促进工程的精益推动项目。医疗保健促进工程的精益推动项目将有助于许多医疗项目的改进。

　　每当我们的医疗系统出现故障，都会产生巨大的机会成本，这些机会成本表现为金钱、死亡率、发病率、持续健康差异和患者沮丧。我相信本书有巨大的潜力，可以用更少的资源和时间解决更多问题。

Michael Kanter, M.D., CPPS
Professor and Chair of Clinical Science,
Kaiser Permanente School of Medicine
Former Regional Medical Director of Quality & Clinical Analysis,
Kaiser Permanente

有机械者勿使有机心

《论语·卫灵子》有云："工欲善其事，必先利其器。"就是告诉我们做好一件事，准备工作和工具都非常重要。

多年来，应用于医疗服务质量改进的工具和方法层出不穷，不胜枚举。许多专家撰写了关于医疗质量安全管理持续改进的论文和著作，引进了国际上较为先进的理念和经验。其中，精益思想在医疗领域的应用尤为突出，它有效消除了医疗服务中的缺陷和浪费，改变了一些医疗服务开展的既定范式。

我们似乎掌握了先进的改进工具，做好了充足的准备，但"利其器"就一定能够"善其事"吗？不少医院管理者在意的是新潮的技术、先进的工具、流行的说法，以及新的理念、新的方法和成功案例，有些理论虽然推理严丝合缝，但真正运用到实践中，往往错漏百出。过往的应用经验表明，我们可以依靠精益医疗来识别浪费和精简流程，但医疗服务的供给是整个系统的工程。精益医疗带来的改进，更多的是碎片化和相对独立的点，单独依靠精益医疗无法实现从点到面、从面到体的整体改进，而且我们发现，一旦最初没有在系统上完善整体设计，后续的改进点往往"牵一发而动全身"，构成改进成本消耗与改进难度挑战的"双高"。而医疗改进项目的更加残酷之处在于，任何医疗系统故障在患方都会表现为冷冰冰的发病率、并发症发生率、死亡率、额外的费用支出，以及无形的沮丧和信任缺失等。在患者的鲜血、死亡及无法挽回的错误面前，再昂贵的医方改进成本都无法相提并论。

就在此时，Michael Kanter 博士提出了"精益医疗系统工程"（LHSE）的全新理念，大大振奋了医疗管理界的士气。他既不是文采斐然的文学家，也不是熟谙宣传的政客。之所以为大家交代他的背景，是因为我们深刻地认为，这是一个 PDSA 自我维新式的思索过程。Michael Kanter 博士想用朴素平实的语言把道理讲出来，让大家知其然也知其所以然。因为若要影响他人的行为，先要获取相关知识并理解，同时产生正确的信念和积极的态度，然后再付诸行为实践，即知信行理论模式。另外，医院管理是不断发展变化的，现在的改进建议无法涵盖所有不同类型的医疗机构，也无法长期适应持续的发展变化，所以"授人以鱼不如授人以渔"，真正需要学习的不仅仅是当前的分步指南，还有其背后的精益医疗与系统工程的思维模式。

我们相信，认真读完本书，读者就会发现书中其实只强调了几个互相联系的简单道理：工具方法是必然要不断更新变化的，变化发展是常态；各行业之间的管理方法均有其共通之处；精益思想是精益医疗的指导思想，精益医疗可以消除医疗服务各版块的流程浪费问题；系统工程思想可以将碎片化的元素进行严密集成。因此，将精益医疗理念与系统工程理念进行整合，形成一个简化的系统工程，即精益医疗系统工程，最终实现整合和精简所有临床环境中与改善医疗工作流程及照护有关的项目，这些项目在本书介绍的 63 个精益推动项目中有完美体现。

本书第 3 章系统全面地展示了精益医疗系统工程理念在医疗机构各个部门的具体应用。每一项改进都从挑战与浪费、解决方案、相关因素、影响范围、主要风险、预期效益等方面进行细致讲解。更加难得的是，每一项建议都列明了参考来源，证明该改进建议均为循证的、有效的、可行的，这将极大减少医疗试错成本。

正如布伦特·詹姆斯博士所言："你可以通过做'好事'来做得很好。"比起"正确地做事"，更重要的是"做正确的事"。对于医疗机构而言，若能在各部门科室空间设计之初，就能兼顾精益医疗和系统工程的理念，进而优化流程、减少浪费、促进安全，那么受益者不仅是患者，还包括医疗机构及其医务人员；否则，空间与流程的改造成本将远远高于建造成本。因此，本书既是医疗机构建设与改造的工具书，又是医疗机构搜寻精益改善的参考书，同时也是文化理念应用管理实践的教科书。

虽然前面我们提到"工欲善其事，必先利其器"，但其实有更为契合的说法是"尽信书不如无书"，即全部依赖工具不如没有工具。庄子言："有机械者必有机事，有机事者必有机心。"意思就是，人若只追求机巧的机械方法，必会做机巧之事。做了机巧之事，就会生了机巧之心。有了机巧之心，人的心灵就不会那么清澈通透。换而言之，在医疗服务改进中，我们若只遵循刻板的方式、方法，而忘记方法背后的指导思想，忽略改进的机会成本和试错代价，那才是本末倒置的致命问题。再好的方法，也无法穷尽所有情形，更无法抵抗时间的冲刷；唯有思想理念可以与新时代、新形势、新问题相结合，进而不断推陈出新。

科技改善生活，人文提升生命。若在一家医疗体系构建之初我们便遵循精益医疗系统工程理念，将患者的安全放在第一位考虑，使用任何工具或者做任何改进都坚守"不伤害"的原则底线，必将极大降低医疗服务改进的试错成本和机会成本，实现医疗服务质量里程碑式的飞跃。这是精益医疗系统工程的思想精髓所在，也是我们翻译此书的初心，愿与诸位读者分享。

原书前言

写这本书有两个目的。

一是普及精益医疗系统工程（lean healthcare systems engineering，LHSE）这个新的管理方法，并为临床环境下管理工作流程及照护改进项目提供参考文本。本书适用于门诊（以下称为"诊所"）和各类医院，包括手术室、急诊、辅助科室、临床实验室和影像检查室、药房和公共卫生活动。本书介绍了系统工程在一般情况下的具体使用步骤，该步骤是以精益思想为指导，并为医疗工作流程量身定制的。

二是使用精益医疗系统工程步骤创建的第一个主要产品的参考文本，被称为医疗项目的精益推动项目。这些推动项目将典型医疗项目的执行步骤予以总结并形成表格，每个推动项目表格都包括项目挑战、改进意见和对项目步骤的概要，能够减少浪费并提升价值。希望相较于传统方法，能够简化医务人员的实践工作。

本书旨在证明以下内容。

- 医疗项目迫切需要系统工程的思维。
- 系统工程可以为医疗项目带来突出的实际收益。
- 相对于大型工程项目使用的传统版本的系统工程，大多数医疗项目只需要一个简化版的系统工程，以便大大降低使用时的复杂性。本书介绍了一个侧重于医疗领域的系统工程步骤版本，同时利用精益思想对该版本进行了高度简化，并命名为"精益医疗系统工程"（LHSE）。
- 使用精益医疗系统工程步骤不要求具备工程专业知识背景。

系统工程（systems engineering，SE）这个术语有点误导性，因为它会让人联想到工程和数学公式。然而，事实并非如此。SE 是一个与历史有关的概念。系统工程学科是由 Si Ramo 和 Dean Woldridge 在 1954 年创建的，目的是用来帮助开发弹道导弹，以保证其能无条件地正常运行（Jacobsen，2001）。系统工程是一种更类似于项目管理的启发式知识体系，但不同的是，系统工程侧重于管理碎片化系统中的信息流，而项目管理则侧重于管理资源。熟悉项目管理的读者应该会发现本书与项目管理内容有一定交叉（Rebentisch，2017）。由于医疗是碎片化的系统，所以系统工程能够在医疗领域施展拳脚，其能将碎片化的元素严密地集成到强大的照护方案中。但是，为了更好地在典型的小型医疗项目中发挥作用，传统的系统工程必须大大降低其用于国防、航空航天、基础设施、能源和汽车项目版本中的复杂性。作者十分重视为医务人员创建一个"精益且用户友好"型的系统工程简化版。

精益（Womack 和 Jones，1996）在最大化价值的同时能够最小化浪费、项目工作量、成本和进度期。精益对浪费的定义是"除了为患者或客户提供价值所需的以外的任何东西"（Oppenheim，2011）。该定义构成了调整传统的系统工程过程的标准，调整的最终目的是满足作者认为的典型医疗项目的真正需要。作为医疗、系统工程和精益知识的集成体，应用精益医疗系统工程有助于提高项目逻辑严密性、工作质量和成果质量，同时能够缩减项目工作量、成本和进度期。最重要的是，精益医疗系统工程还能够为患者提供更好的照护，减少医务人员的职业挫折感和倦怠感。

我们使用经典的精益工具来减少浪费和精简工作流程，同时使用六西格玛（Harry 和 Shroeder，2000）的双知识体系来消除流程瓶颈和缺陷[1]。精益用于提升流程速度而六西格玛用于消除流程中的瓶颈。以往的工业经验表明，对以上两者的使用都是十分必要的。集成后的知识体系通常被称为精益六西格玛（Wedgewood，2007）。在本书中，为了简洁起见，我们统一使用"精益"一词表达集成后的精益六西格玛（Lean Six Sigma）。

本书是作者在洛约拉马利蒙特大学（Loyola Marymount University）任教以及担任医疗系统工程研究生项目主任 7 年来的经验结晶[2]。更重要的是，作者还是 57 个（即将达到 100 个）学期顶点项目的学术顾问或联合顾问，上述项目由凯撒医疗集团（Kaiser Permanente）、加利福尼亚大学洛杉矶分校医疗中心（UCLA Health）、南加利福尼亚大学凯克医学中心 / 洛杉矶郡医学中心（USC Keck/LA County hospitals）、洛杉矶退伍军人管理局医疗中心（VA Los Angeles）、Cedar Sinai 医疗中心、Providence St. Joseph 医疗集团和洛杉矶 AltaMed 健康服务中心的硕士生开展。在编写本书之前的近 20 年，作者曾在多个国家机构担任领导职务，将精益知识扩展到系统工程项目和大型产品开发项目（Oppenheim，2004，2011）。这些努力使作者三度赢得新乡（Shingo）奖、国际系统工程协会（INCOSE）会员职位及其他各类奖项的认可。本书将作者的相关经验融合进来，希望能在医疗应用中发挥较高效用。

阅读本书时，需要读者对价值和浪费这两个重要的精益概念有基本的了解，并且具备在医疗背景下构建现状价值流图和未来状态价值流图的能力。对于不具备相关知识和能力的读者，建议先阅读 Graban 于 2012 年出版和 Jimmerson 于 2010 年出版的两本重要的易读文本。

如上所述，本书仅适用于在当地诊所、医院、实验室或药房层面实施的医疗服务项目。以下是适用的典型医疗服务项目的示例。

- 缩短患者从医院到以下目的地（家庭、疗养院、公寓、安宁疗养院、街道）的出院时间。
- 手术室准时开台率。
- 精简急诊患者入院手续。
- 降低住院医师和护士在处理手术外科医师和重症监护医师开具相冲突医嘱时的倦怠。
- 改善诊所患者的时间安排。
- 缩短患者在诊所的接诊等候时间。
- 缩短临床检验的周转时间。
- 在不增加资源的情况下提高影像检查室的承载能力。
- 改善诊所中会诊医师的周转时间。
- 缩短药房的周转时间。
- 为重症监护室的新医疗器械重新设计器械支架（因为新仪器比旧仪器宽，所以原有的支架并不适合）。
- 更换心电图机上应该通向中心报警监测站但不适用于现有连接器的导线。
- 与供应商合作，将抽血时使用的塑料瓶标准化，以便将其直接放置在实验仪器托盘中，避免了人工将血液从抽血瓶倒入容器的步骤。
- 确保实验结果的闭环。如果实验结果呈阳性，则向医务人员发出警报。
- 消除急诊室医务人员其他任务的干扰。
- 减少样品在采集诊所和中心实验室之间的运输时间。
- 减少急诊室报警疲劳。

一些涉及公共卫生、长期照护、健康和预防性照护的项目可能会对所服务的患者群体产生巨大影响，并且这些项目在照护阶段往往需要大型团队。但就实践而言，新设计的照护在进度、预算和项目团队规模方面将仍然是小型的。这类公共卫生项目需要制订有效的程序以实现如下目标。

- 提高流感疫苗接种率。
- 减少白人和少数族裔在接受疫苗接种方面的差距。
- 减少肥胖症。
- 减少糖尿病患者测量既往 3 个月内血糖平均水平的血液检查。

本文不适用于有数千或数百个需求的大型医疗项目，如创建医疗信息学或电子病历（electronic health record，EHR）系统（但适用于支持临床过程改进的电子病历修改）、公共卫生和流行病管理、国家医疗保障的政治和经济问题、医疗器械开发（但适用于临床中医疗器械的整合），以及药理学行业活动。上述类型的大型医疗项目需要使用传统的系统工程（Walden 等，2015；Sage 和 Rouse，2020）。

尽管现代医疗正在努力使我们所有人恢复健康，但它在很大程度上仍然处于 19 世纪的组织水平，即碎片化、垂直式（烟道式）、成本高、效率低，以及以医护人员而不是以患者为中心，并且其本质仍是一种非系统性医疗。尽管经常与低效的工作流程斗争，但医疗行业仍继续招募那些甘愿奉献以服务患者的医务人员。希望本书所介绍的知识能够帮助他们更轻松、更满意地工作，并更有助于患者治疗。

Bohdan W. Oppenheim
Santa Monica, California

注　释

[1]　从早期的全面质量管理（total quality management，TQM）演变而来（Clausing，1994）。

[2]　https://cse.lmu.edu/graduateprograms/hse/msstudentcapstoneprojects/

致 谢

　　我非常感谢洛约拉马利蒙特大学（Loyola Marymount University，LMU）医疗系统工程（healthcare systems engineering，HSE）研究生项目中的所有研究生们，因人数太多，所以无法在本书中一一提及。同样，我也感谢我的同事们，他们给我带来了宝贵的真实医疗案例，使我在写作时深受启迪。本书的完成有赖于洛约拉马利蒙特大学医疗系统工程项目中的硕士生们在 57 个顶点项目（即将达到 100 个）中所做的研究，而我很荣幸地担任了这些顶点项目的学术顾问或联合顾问。项目的完整清单和学生姓名可以在下面这个网页上找到：https://cse.lmu.edu/graduateprograms/hse/msstudentcapstoneprojects/。我非常感谢凯撒医疗集团（Kaiser Permanente）、加利福尼亚大学洛杉矶分校医疗中心（UCLA Health）、南加利福尼亚大学凯克医学中心（USC Keck County hospitals）、Cedar Sinai 医疗中心、Providence St. Joseph 医疗集团、洛杉矶 AltaMed 健康服务中心和洛杉矶退伍军人管理局医疗中心的同事们，感谢他们赞助学生开展项目，给学生提供使用医疗设施的机会，并乐于向学生分享专业知识。

　　特别感谢凯撒（Kaiser Permanente，KP）医学院的临床医学讲习教授、凯撒医疗集团患者安全和质量的前执行副总裁 Michael Kanter 博士，他在洛约拉马利蒙特大学医疗系统工程项目的发展和运作中给予了非凡支持，也在许多场合向我和我们的学生分享他的专业知识。此外，他还为本书题写了前言部分。对于 Michael Kanter 博士为本书所做的贡献，我表示真挚的感谢。

我非常感谢洛约拉马利蒙特大学医疗系统工程项目中的两位教师，一位是前凯撒医疗集团洛杉矶医疗中心医疗主任 Howard Fullman 博士；另一位是已退休的凯撒医疗集团洛杉矶医疗中心医疗副主任 Felix Ron Feinstein 博士。此外，还有加利福尼亚州医师联盟的主席 Stephen Tarzynski 博士（公共卫生学硕士），他们三位审阅了该书的手稿并提供了宝贵的编辑意见。

我很感谢以下个人就所列领域提出的专家意见。

- Hank Balch，医学博士，关于手术器械的消毒问题。
- Ron Feinstein，医学博士，关于手术室组织问题。
- Michael Kanter，医学博士，关于综合的公共卫生方法。
- Taylor Nornes，关于公共卫生问题。
- Alex Quick，医学博士，关于麻醉学中使用的药物。
- Paul Wafer，临床研究护士，关于手术室面临的挑战。
- Karen Ward，关于心理健康问题。

我很感谢干练的研究助理 Gabrielle Johnson，在本书的图形和文献研究方面提供帮助。

我很感谢洛约拉马利蒙特大学英语专业的研究生 Maria Gonzales，她熟练地帮我校对了整个手稿。书中不完善之处，皆为我的个人问题，与她无关。

我很感谢 Taylor & Francis 的编辑 Manmohan Negi 和 Marsha Hecht 修改了书中表达的不足之处。

献　词

　　谨将本书献给在 2020 年 COVID-19 大流行期间冒着生命危险救治患者的勇敢无畏的医务人员。他们中许多人被感染，有些人献出了生命，有些人在防护装备中承受着常人难以忍受的压力和不适，有些人穿戴着不合身的防护设备坚持工作……

目　录

第 **1** 章

第 **2** 章

第 1 章　概述

一、从系统工程和精益知识的演变到精益医疗系统工程

美国医学研究所为医疗质量改进设立了六个目标：安全、有效、以患者为中心、及时、效率和公平（IOM，2001）。与其他经合组织国家相比，美国医疗行业在这些目标中的排名大多数靠后（Kurani，2020）。虽然美国的医疗行业以卓越的医学研究、高校、技术、医疗器械、医院、敬业且受过良好教育的专业人员而闻名，但遗憾的是，这些优势却被淹没在海洋中。这当中的许多原因是众所周知的，包括缺乏全民医保、数百万的人没有参保或参保不足、医疗成本比英国高 2～3 倍、肥胖症和糖尿病流行，以及疫苗接种率较低等（Kohn 等，2000）。但在众多原因中，有一个鲜被提及但十分关键的因素：医疗的碎片化。医疗是碎片化的系统，每个医务人员在临床中都难免会遇到沟通不畅和"甩锅"现象，这种现象广泛存在于不同医务人员之间；医院不同部门之间；医务人员、患者和支付方之间；医务人员和实验室之间；医师和护士之间；急诊部和医院之间；医院和术后照护机构之间——而以上列出的也只是冰山一角而已。碎片化现象发生在所有主要的医疗服务活动中，从诊断和治疗，到家庭照护、长期照护、慢性病护理和预防性照护。碎片化现象表现为沟通不畅、缺乏标准化、甩锅、信息不兼容、无法获取信息，以及难以联系到有需求的人等多种形式。碎片化现象的成因主要有两个：第一个原因是传统医学教育过于强调医生的自主性，而非高效的全系统工作流

程。在全系统工作流程中，正确的信息将在医疗系统所涉及的各个相关方和组织之间及时可靠地传递。第二个原因是医疗机构的异质性形成了一个复杂网络，这个复杂网络分散为相互脱节的普通诊所、专科诊所、医院部门、个人、实验室、药房和支付方。在美国，由于缺乏全民医保，并且医疗系统所涉及的个人、雇主、地方、州、联邦和军事组织均是松散的集合，导致这种碎片化现象尤为严重。也是因为以上几点原因，医疗系统已经演变为高度孤立的垂直组织。优化医疗系统的目的是为了方便当地的相关方，而不是为了以患者为中心提供持续照护。各个医疗机构倾向于用"部门之墙"来保护自己的地盘，这就扼杀了以患者为中心的照护所需要的"横向"价值流。如上文所述，医疗系统是碎片化的系统，因而建立一个专门用于集成所有碎片化元素的知识体系已迫在眉睫。2014年，美国总统科技顾问委员会意识到了消除碎片化的强烈需求，于是向系统工程师们发出呼吁，希望他们来拯救医疗系统，这足以称为医疗系统工程发展史上具有里程碑意义的事件（PCAST，2014）。

系统工程（systems engineering，SE）这个术语有点误导性，因为它让人联想到工程和数学公式。但事实并非如此，它是一个与历史有关的概念。系统工程（SE）学科是由 Si Ramo 和 Dean Woldridge 在1954年创建的，目的是帮助开发弹道导弹以保证其无条件地发挥作用（Jacobsen，2001）。Si Ramo 和 Dean Woldridge 意识到弹道导弹的开发过程太过于复杂和危险，无法依靠机械、空气动力学、电气、推进力或其他单一工程学科来实现（Brown，2009）。因为复杂系统开发失败的原因往往发生在跨学科的衔接处，而非发生在单一学科内。换言之，哪怕系统内每个单一元素都是由学科内最好的专家设计，一旦将所有单一元素组装成系统时，仍可能出现失败结果。失败的原因即学科工程师并不理解学科之间或人员之间该如何衔接，所以各个单一元素在物理上、功能上、电子上或人际互动方面都不匹配。因此，必须发明一些新的流程以确保所有衔接处的元素都可以被完美地整合。系统工程名称中的"工程"一词也与历史有关，源于该流程被应用于工程系统的事实。在医疗环境中，这个词有点不恰当，或者可以说有点误导性，因为这一表述会使医疗专业人员产生对数学公式的心理恐惧。但实际上，系统工程中几乎不涉及工程学专业知识，更不用说数学知识了[1]。它更像是一个严密的逻辑过程，用于管理整个项目的信息产生和信息流动。我们对系统工程的定义见专栏 1–1。

专栏 1–1　系统工程的定义

系统工程是一个严密且经过时间检验的，用于管理和协调所有相关技术细节和要素的过程。系统工程非常关注系统集成性能和生命周期性能。这是一个将复杂的碎片化元素进行严密集成的过程，最终形成一个系统以便使所有的碎片化元素能够像预期的那样完美地通力合作！

系统工程过程并非起源于自然科学或数学。它是一种启发性的知识体系，与项目管理（project management，PM）比较相似。两者的不同之处在于，系统工程侧重于管理碎片化系统中的信息流，而项目管理往往侧重于管理资源。虽有不同，但两者之间仍存在一定交叉部分[2]。

自 20 世纪 50 年代开始的 70 年里，系统工程主要被用于国防、航空航天、基础设施、能源和汽车项目等大型工程项目中（以下简称"工程"）。大型国防项目能够资助并引领系统工程的发展，因而系统工程所具有的国防背景对我们来说是非常重要的考虑因素。除了技术能力外，这些大型工程项目还会受到强大的政治力量和游说力量的驱动。驱动的目标就是就业、成本加成合同、长期利润和风险规避。在这种环境下，有关流程效率和精简的追求一直处于低优先级。因为对一个国防项目来说，从几千个顶级需求出发是很常见的。其中，每个顶级需求又通常被分成大约 10 个低级需求（Carter，2010）。因此，在典型的国防系统工程项目中，工作量主要产生于对大量需求的管理上，包括制订、迭代、消除冲突、澄清、修改和验证（Oppenheim，2011）。参与执行典型国防项目的团队会包括数百家国内公司或国际公司，其中包括数十万的利益相关者，以及大量的军方或美国国家航空航天局的工作人员。一个典型的大型项目持续数十载，创造了数十万或数百万的项目文档，文档的内容包括项目需求管理和相关活动，以及后续的系统设计（Carter，2010）。为了整合和协调如此庞大的项目，系统工程演变成了一个低效的、用于管理需求的官僚体系。1997 年国际系统工程协会主席 Eric Honor 更是直接将系统工程命名为"官僚主义制品"（Honour，2010）[3]。

系统工程领域的一项重大进步始于 21 世纪初，开始对程序需求、文档和描述各种系统特征和元素的模型采用计算机可处理的形式表示，并被命名为"基于模型的系统工程"（Model Based Systems Engineering，MBSE）。基于模型的系统工程能够以组织良好的数据结构替代以往笨重的纸质材料，因此很快成为需求管理中的一个流行工具。在国际系统工程协会 2007 年发布的《系统工程愿景 2020》中，基于模型的系统工程被提倡在所有项目中普遍使用[4]。的确，许多系统工程师们热衷于在参与的大型技术项目工作中使用基于模型的系统工程，但这也是主流系统工程用户和医务人员之间严重"认知背离"的开始，具体原因如下所示。

在 2014 年总统科技顾问委员会呼吁系统工程师们来拯救医疗行业以后，加之见识到美国医疗行业的巨大规模（约 3 万亿美元，比国防规模大 3 倍，也是迄今为止美国经济中最大的部分），系统工程师们开始急切地期盼着医疗行业的巨大机遇，也多次尝试在医疗服务项目中使用基于模型的系统工程。作者曾几次参加国际系统工程协会医疗工作组的会议（INCOSE HWG，2020）。在这些会议上，医疗机构管理人员一方描述了他们的需求，而系统工程师一方却介绍了基于模型的系统工程方法，导致双方无法相互匹配。造成这一结果的原因有两个：第一个是资金问题，大型国防项目由联邦政府出资，而典型的医疗服务项目侧重于改善当地的工作流程或照护（如当地诊所、医院、实验室或药房等），因而是由地方支付出资；另一个原因是典型的医疗服务项目比国防项目要小几个数量级。以下是典型医疗服务项目的示例。

- 缩短患者从医院到以下目的地的出院时间（家庭、疗养院、公寓、安宁疗养院、街道）。
- 手术室准时开台率。
- 精简急诊患者入院手续。
- 降低住院医师和护士在处理手术外科医师和重症监护医师开具的相冲突医嘱时的倦怠。
- 改善诊所患者的时间安排。
- 缩短患者在诊所的接诊等候时间。
- 缩短临床检验的周转时间。
- 在不增加资源的情况下提高影像检查室的承载能力。
- 改善诊所中会诊医师的周转时间。
- 缩短药房的周转时间。
- 为重症监护室的新医疗器械重新设计器械支架（因为新仪器比旧仪器宽所以原有的支架并不适合）。
- 更换心电图机上应该通向中心报警监测站但不适用于现有连接器的导线。
- 与供应商合作，将抽血时使用的塑料瓶标准化，以便将其直接放置在实验仪器托盘中，避免了人工将血液从抽血瓶倒入容器的步骤。

- 确保实验结果的闭环。如果实验结果呈阳性，则向医务人员发出警报。
- 消除急诊室医务人员其他任务的干扰。
- 减少样品在采集诊所和中心实验室之间的运输时间。
- 减少急诊室报警疲劳。

一些涉及公共卫生、长期照护、健康和预防性照护的项目可能会对所服务的患者群体产生巨大影响，而这些项目在照护阶段往往需要大型团队。但就实践而言，新设计的照护在进度、预算和项目团队规模方面将仍然是小型的。这类公共卫生项目需要制定有效的程序以实现如下目标。

- 提高流感疫苗接种率。
- 减少白人和少数族裔在接受疫苗接种方面的差距。
- 减少肥胖症。
- 减少糖尿病患者测量既往 3 个月内血糖平均水平的血液检查。

本文不适用于有数千或数百个需求的大型医疗项目，如创建医疗信息学或电子病历（EHR）系统（但适用于支持临床过程改进的电子病历修改）、公共卫生和流行病管理、国家医疗保障的政治和经济问题、医疗器械开发（但适用于临床中医疗器械的整合）和药理学行业活动。上述类型的大型医疗项目需要使用传统的系统工程（Walden 等，2015；Sage 和 Rouse，2020）。

与国防项目不同，典型的医疗服务项目团队往往只由少数几个人参与，工作周期为数周或数月。此类项目预算不多，甚至存在将执行项目视为常规工作的一部分从而没有明确预算的情况。此外，项目开始时只有几个（甚至只有一个）需求。表 1-1 将这类典型医疗项目的规模与国防项目进行了比较。

表 1-1　医疗项目与国防项目的规模对比

	典型医疗服务项目	典型国防项目
需求数量	10 个以下	1000～10 万个
预　算	1 万～10 万美元	10 亿美元
参与人员人数	10 人以下	1 万～10 万人
项目周期	数周或数月	几十年
驱动激励	精简当地诊所、医院、实验室的工作流程或照护	成本＋联邦资助和就业

　　激励机制的不同自然会导致出现利益分歧（表 1-1）。国防项目涉及数万个需求，而医疗项目只涉及几个需求。只对少数需求应用基于模型的系统工程是不必要的。此外，因为医务人员往往缺乏必要的技术背景，需要较长的学习曲线才能掌握基于模型的系统工程，所以在医疗项目中应用基于模型的系统工程也会导致异常的成本增加。总之，在医疗项目中使用基于模型的系统工程的好处微乎其微。医疗与国防在项目规模上的巨大差异，是导致希望承担医疗服务项目的系统工程师以及急切渴望得到系统工程师帮助的医疗机构管理人员双方都失望的主要原因。而本文希望能从根本上改变这种失望状态。下面的方框阐述了本书的写作目的。

本书旨在证明以下情况。

- 医疗项目迫切需要系统工程步骤。

- 系统工程可以为医疗项目带来突出的实际收益。

- 相对于大型工程项目使用的传统版本的系统工程，大多数医疗项目只需要一个简化版的系统工程以便大大降低使用上的复杂性。本书介绍了一个侧重于医疗领域的系统工程步骤版本，同时利用精益思想对该版本进行了高度简化，并命名为"精益医疗系统工程"（LHSE）。

- 使用医疗系统工程过程不要求具备工程专业知识背景。

本书中的"精益"（lean）一词是由 Womack 等创造的（Womack 等，1990），他们出版了《改变世界的机器》这一畅销书，该书展示了效率惊人的丰田生产系统。Womack 等随后又出版了另一本畅销书《精益思想》（Womack，1993），详细解释了精益工作组织。很快精益概念发展到了包括医疗学科在内的几个非制造业的学科。例如，《精益医院》（Graban，2012）一书就很好地展示了精益在精简医院运营方面的力量。精益也变成了医院、诊所和辅助部门有效消除浪费和精简医疗服务运营的既定范式，并被命名为精益医疗（LH）。美中不足的是，尽管精益医疗在消除浪费方面很有效，但并不具备系统工程在集成碎片化医疗元素上的强大潜力。所以，我们要做的就是将精益医疗和系统工程相结合，或者更准确地说，是将医疗与精益系统工程相结合。

我们使用经典的精益工具来减少浪费和精简工作流程，同时使用六西格玛（Harry 和 Shroeder，2000）的双知识体系来消除流程瓶颈和缺陷。精益用于提升流程速度而六西格玛用于消除流程中的瓶颈。以往的工业经验表明，对以上两者的使用都是十分必要的。集成后的知识体系通常被称为精益六西格玛（Wedgewood，2007）。在本书中，为了简洁起见，我们统一使用"精益"一词表达集成后的"精益六西格玛"（Lean Six Sigma）。

负责采购军用飞机的空军将军 James Ferguson 将精益方法引入了系统工程（Murman 等，2002）。《改变世界的机器》和《精益思想》两本书给他留下了深刻的印象，于是他在麻省理工学院（MIT）发起了一个名为"精益进取计划"（Lean Advancement Initiative，LAI）的联盟[5]，旨在将精益方法应用于军事产品的开发项目，项目中包含强大的系统工程元素。2004 年精益进取计划邀请了许多大学加入，首先受邀的是洛杉矶洛约拉马利蒙特大学（LMU）。2006 年，作者在国际系统工程协会成立了一个新的工作组，该工作组致力于研究精益方法在系统工程中的应用，已发展成为国际系统工程协会最大的工作组，并拥有 250 多名成员。在接下来的 7 年里，许多相关主题的书籍、期刊文章和会议报告被出版，推动了精益系统工程新知识体系的创建和发展（Oppenheim，2011），也几度获得了新乡（Shingo）奖。2012 年，麻省理工学院、国际系统工程协会以及项目管理协会参与的一个联合项目出版了一部有影响力的著作，名叫《管理工程项目的医疗保健促进工程的精益推动项目指南》（Oehman，2012），该书将精益系统工程与项目管理结合了起来。此外，这个联合项目还有一个突出贡献，就是在国际系统工程协会手册中插入了一章关于精益系统的内容（Walden 等，2015，精益章节出自 Oppenheim）。这在系统工程史上是一个里程碑性的事件，意味着精益方法虽然是可选的，但已经正式成为系统工程过程的一个固有部分。

在 2014 年总统科技顾问委员会发出呼吁后不久，我在洛杉矶洛约拉马利蒙特大学现有的系统工程研究生项目下创建了一个新的分支，并命名为医疗系统工程（healthcare systems engineering，HSE）。参与过总统科技顾问委员会审议全程的凯撒医疗集团管理人员和麻省理工学院精益进取计划的同事们为创建全面的医疗系统工程课程提供了巨大的帮助。在过去的 15 年里，基于麻省理工学院精益进取计划和国际系统工程协会的教师们对精益医疗系统工作的积极参与，精益医疗已经成为洛约拉马利蒙特大学医疗系统工程项目的重要组成部分。在该项目中，研究生们需要广泛研究医疗挑战和解决方案，最终以完成一个全面的顶点项目结束。除了改善医疗流程的能力外，所有此类项目都必须证明系统工程在医疗、精益医疗及适用于特定医疗情形下的医学伦理方面的能力。

在撰写本书时，57 个顶点项目（即将达到 100 个）已经在凯撒医疗集团、Cedar Sinai 医疗中心、Providence St. Joseph 医疗集团、加利福尼亚大学洛杉矶分校医疗中心、洛杉矶退伍军人管理局、南加利福尼亚大学凯克医学中心 / 洛杉矶郡医学中心、洛杉矶 AltaMed 健康服务中心及其他较小的医疗机构完成（https://cse.lmu.edu/graduateprograms/hse/msstudentcapstoneprojects/）。该作者在大多数项目中担任学术顾问或联合顾问。本书是基于上述项目所做的研究而形成的。

从上述项目中得出的主要结论是，医疗仅需要一个简化的系统工程过程。这个简化的系统工程过程去除了为应对较大团队规模、预算和国防项目技术复杂性而逐步形成的元素，原因是在医疗服务运营中这些元素会造成浪费。医疗需要系统工程在集成碎片时所具有的逻辑严密性，以保证结果的高度可靠。此外，这个简化的系统工程对医疗相关方来说必须是用户友好型的，能够支持和促进他们的工作而不增加负担或成本。我们将这一简化过程命名为精益医疗系统工程（lean healthcare systems engineering，LHSE），并将其定义如下（专栏 1–2）。

专栏 1-2　精益医疗系统工程的定义

精益医疗系统工程（LHSE）是一个简化的系统工程步骤，用于整合和精简所有的临床环境中与改善医疗工作流程及照护有关的项目，如各类诊所和医院，包括急诊部、手术室、辅助科室、临床实验室和影像检查室、药房、公共卫生、预防性照护和长期照护，以及家庭照护和护士照护。精益医疗系统工程步骤只包括那些对项目成功至关重要的步骤，不包括那些可能会增加传统系统工程的巧妙性但对其并非必要的负担、构造和程序。精益医疗系统工程是一个逻辑严密的步骤，它整合了所有活动（工作流程、诊断、治疗、治愈、健康或疾病预防），从而保证实现预期的结果。精益医疗系统工程依靠精益医疗来识别浪费和精简运营。同时，精益医疗系统工程依靠系统工程来创造和整合所需的基本构建块。

图 1-1 说明了不同知识领域被集成至精益医疗系统工程的步骤。总之，上述知识领域对精益医疗系统工程的贡献如下。

- 医疗（healthcare，H）服务系统是客户领域，提供创建或改进医疗工作流程或照护的需求或挑战。

- 精益（lean，L）有助于识别和消除浪费，并提供精简特定流程的手段。

- 精益医疗（lean healthcare，LH）为医疗服务应用提供专门的精益方法。

- 系统工程（systems engineering，SE）提供了一种用于管理程序和项目中的信息，确保碎片化的跨学科系统元素被集成以及系统无条件工作的逻辑过程严密性。

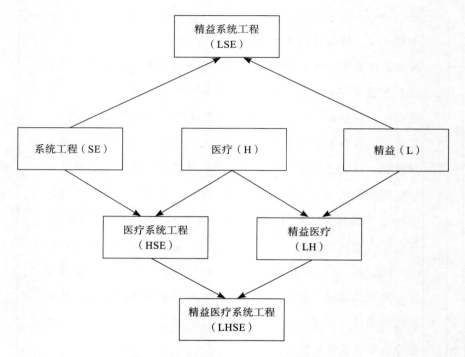

图 1-1　医疗、精益、系统工程领域的集成

- 精益系统工程（lean systems engineering，LSE）确保只适度使用真正需要的系统工程元素，属于用户友好型，并且不会产生不必要的管理费用。
- 医疗系统工程（healthcare systems engineering，HSE）是系统工程在医疗服务运营中的应用。不建议采用系统工程的"国防"版本，因为这将导致浪费、官僚主义、较大的团队规模、较长的进度期和高昂的成本。
- 精益医疗系统工程（lean healthcare systems engineering，LHSE）是医疗系统工程的精益版本，能够为医疗服务所面临的挑战提供完整、严密且高效的解决方案。精益医疗系统工程的创建是为了给医疗利益相关者提供最佳效用，适用于全面的医疗服务系统。

有两个术语经常被混淆：系统工程（SE）知识体系（Sage，2020）和系统工程步骤（Walden 等，2015）。前者是一个广泛用于研究复杂系统的庞大的知识体系，而系统工程步骤是前者的一部分。系统工程步骤是在项目和程序中执行系统工程的分步技术。我们在医疗系统工程这个词上也有类似的情况。这个词也具有两个含义：第一，它代表了庞大的知识体系，包括诸如健康信息技术、患者安全系统、公共卫生、公共健康、健康分析、精益医疗、医疗建模和医疗器械系统等学科。这些知识在研究生级别的学术课程中被教授（课程通常被称为医疗系统工程）[6]，并发表在医疗系统工程汇刊中（IISE Transactions）。第二，医疗系统工程是一个过程，是执行医疗项目的分步技术。本书使用医疗系统工程仅限于第 2 种含义，专门指向受精益启发的医疗系统工程项目的执行过程。

由于医疗行业关注的是医学，而不是正式的项目管理，所以现有文献中没有提到任何正式的工作流程或照护改进项目步骤。我们只能推测当前的项目和程序步骤主要使用的是"本能管理"。近年来，项目管理开始成为主流方法，尤其是在医疗管理学术硕士课程中。在撰写本书时，系统工程过程对于许多医疗机构来说还是非常陌生的。所以本书的一个写作目的就是向读者介绍系统工程的以下优点：它能够增加医疗服务运营所需的逻辑严密性、一致性和可重复性；集成碎片化元素；引导用户更好地选择替代方案；降低风险；制订严谨的规定；验证与确认结果；整体会产生明显更优的结果 [7]。但应当注意，医疗机构应使用精益医疗系统工程版本而非经典的"国防"版本。

如前所述，精益医疗系统工程过程是通用的，几乎适用于所有诊所、医院规模的医疗项目，包括手术室、急诊部、实验室、药房和公共卫生等。有关精益推动项目的项目总结表，详见本书第 3 章。

二、本书的写作结构

本书由两部分构成，内容如下。

1. 第 2 章逐步描述了所有医疗项目都应遵循的精益医疗系统工程步骤。这一章可作为精益医疗系统工程步骤的"用户友好"型说明书和参考文本。

2. 第 3 章旨在提供使用精益医疗系统工程步骤创建的第一个主要产品的参考摘要，即特定临床环境下典型医疗服务应用项目的总结表：诊所和医院，包括急诊部和手术室；临床实验室和影像检查室，辅助部门，药房和公共卫生。对于上述每个环境，书中都列明了典型挑战（如存在的问题、低效、挫折、浪费等），并提出了精益医疗系统工程解决方案（建议的纠正措施）。在这一部分，我们采用了标准化的表格布局，列出了环境（医院等），定义了目标系统和关键要素、相关方、目标、建议的精益医疗系统工程解决方案、风险和预期收益。表中列出了特定主题已发表文献的关键要素，尽管这些文献中并不包含精益医疗系统工程思想。希望相较于传统方法，这些总结表能够使医疗专业人员的实践变得简单。因为建议的解决方案是基于减少浪费、提升价值的精益思想而产生的，因而又被称为精益推动项目。应对挑战的精益推动项目方法在已文献中已有涉及（Oppenheim 2004，2011；Oehmen，2012）。

如前所述，本书第 3 章中的精益推动项目表格是受作者本人在上述 57 个项目中积累的个人经验的启发而形成的。对 8 家医疗机构所实施的项目进行观察后，可以得到一个有趣且一致的结论，即这些机构面临的挑战非常相似；因此，所列的改正措施是对这 8 家医疗机构均适用，只有少量的自定义内容。这一观察结论得到了许多在职医疗管理人员的证实。因此，本书的第 3 章编制了不同临床环境（如诊所、医院等）下使用的精益推动项目表格，并列明典型的挑战和典型的解决思路。这样做的目的是使本书可以直接被医疗专业人员使用并且是用户友好的，以帮助医疗专业人员创建和改进照护过程和结果。

本书的其余部分构成如下。延续第 1 章的内容，下一节将简要介绍使用系统工程的好处。下文描述了经典系统工程"V"模型，并将其与精益医疗系统工程"V"模型进行比较。

在第 2 章，我们描述了精益医疗系统工程的四个阶段：分别是背景、现状分析、未来状态设计和实施。

在第 3 章，介绍精益推动项目，以表格的形式总结了医疗挑战和用于改进的精益医疗系统工程想法。我们首先展示了后续表格的布局，然后按以下顺序列出详细的精益推动项目。

- 诊所。
- 医院。
- 急诊部。
- 手术室。
- 药房。
- 影像（放射）检查室。
- 临床实验室。
- 公共卫生。

附录介绍了另外两个系统工程步骤：第一个是由伦敦英国皇家工程学院创建的系统工程项目的综合迭代方法，第二个是大型工程项目使用的经典系统工程步骤。对这两种系统工程步骤进行介绍是为了满足读者的求知欲和好奇心，不建议取代第 2 章中对精益医疗系统工程的介绍。

术语表、参考文献、作者自传和索引都是本书的构成部分。

在描述各种项目活动时，请恕作者冒昧地使用了"我们"这一语法形式。这并不是一种皇室口吻的自称，只是表明作者喜欢将自己视为读者团队的一分子来提供建议和教授步骤。

三、系统工程步骤是项目预算的良好投资吗

　　Eric Honor（2010）对系统工程为项目带来的益处进行了广泛的研究。虽然他的研究仅限于大型且主要由政府资助的国防及航空航天项目，但不妨碍他得出如下结论，即最成功的项目将其总预算的 15% 用于系统工程。当系统工程开支占总预算的 15% 时，就能为项目成本和进度提供最可信的预测结论（图 1-2）。

　　除了两处例外，Honour 研究的所有项目都应用了系统工程。在图 1-2 的两张图表中，这两处例外显示为左侧纵坐标轴上的两个点。与 15% 这

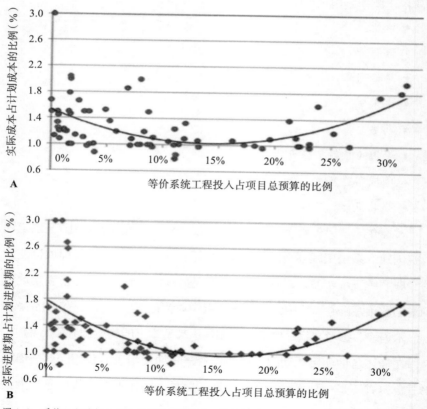

图 1-2　系统工程的投入占比与项目成本超支、进度超期之间的关系（引自 Walden 等，2015.）

一最佳值所对应的成本超支情况和进度超期情况相比，这几个特殊的点所对应的成本超支情况增加了 60%，而进度超期情况增长了 80%。

　　Honour 在项目研究中使用了一种完全成熟的系统工程版本。而我们的精益医疗系统工程则是一个非常简化的版本。因此，花费在精益医疗系统工程上的"额外预算"将会是最少的，并且可以通过更好的项目执行来收回此项成本。基于已开展的 57 个医疗项目研究成果，作者认为精益医疗系统工程使项目的开放性和迭代性降低，在描述问题、制订目标、明确需求、选择替代方案、建立架构、降低风险、验证与确认及实施等方面更加严密。精益医疗系统工程通过减少项目迭代来节约成本，且应用精益医疗系统工程的风险为零，只是读者们需要投入一定精力来熟悉本书第 2 章的内容。应用精益医疗系统工程的项目参与者会发现，他们可以把更多的精力投入到医疗主业上，而不是漫无目的地思考项目的执行步骤。总体上来说，精益医疗系统工程提供了一个可靠的过程、一个任何医疗项目都可以遵守的框架。笔者的几个研究生最初并未使用精益医疗系统工程完成大部分项目，在发现必须使用后照做，并评论道："我希望我一开始就使用精益医疗系统工程，因为它对于项目质量提升有很大的好处。"

四、经典系统工程 "V" 模型与精益医疗系统工程 "V" 模型

　　图 1-3 用图表形式说明何为经典系统工程 "V" 模型（Wikipedia，2020；Walden 等，2015）。该模型展示了主要的项目过程步骤（或程序过程步骤）与时间的关系。这些步骤将在本书第 2 章中详细描述，但大多数步骤的内涵都是不言自明的。大型工程项目，特别是大型国防项目，将大部分系统工程时间用于需求管理，包括制订、收集、分析、迭代、调整需求，以及测试和验证。

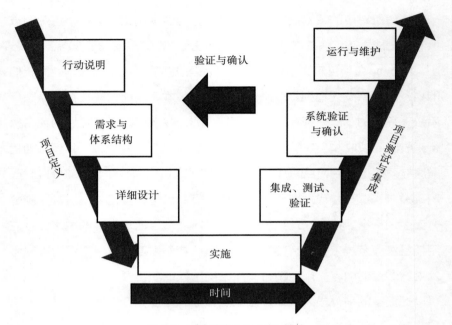

图 1–3 经典系统工程"V"模型

精益医疗系统工程过程如图 1–4 所示。它由背景、现状分析、未来状态设计和实施四个阶段构成。详细内容参见第 2 章。

对比图 1–3 和图 1–4，可以发现实施阶段在两张图中处于不同位置，这也表明了该阶段所代表的不同含义。在经典系统工程中，即在图 1–3 中，它代表进行系统硬件、软件和物流的详细设计、外包、生产及制造的阶段。相比之下，在医疗服务运营中并不生产硬件或软件[8]，而是产生方法、流程、标准、清单或协议等。这些都代表了对既往工作流程或照护的改进，或是直接创建了一个新的工作流程。在精益医疗系统工程中，我们所创建系统可以用于处理人际交往中已被优化且更好集成的信息流，是在精益医疗系统工程过程的未来状态设计阶段被创建的，而不是在实施阶段。如图 1–4 所示，在精益医疗系统工程过程中，实施和可操作化是项目的最后一步。

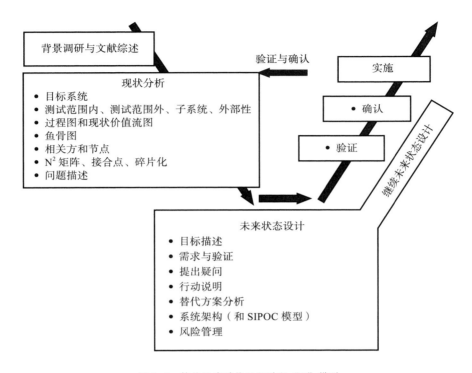

图 1-4　精益医疗系统工程过程 "V" 模型

注意事项

[1] 系统工程的某些外来分支运用了数学知识（Sage 和 Rouse，2020），对此本书并未涉及，因为它们在医疗运营中几乎没有实际用途。

[2] 现代趋势（Rebentisch，2017）是将系统工程和项目管理过程整合到一个项目管理过程中，但这并不在本书的研究范围内。

[3] INCOSE 是国际系统工程协会，是系统工程师主要的专业协会。

[4] 2014—2015 年任国际系统工程协会主席同时是一家生产重要的基于模型的系统工程工具的公司所有人 David Long，在与本文作者的书面通信中表示，基于模型的系统工程不应被视为所有项目和程序的灵丹妙药，所以"普遍性"一词应审慎使用。

[5] 最初的名称是精益飞机计划，它专注于军用飞机的生产。不久，该联盟扩展到其他航空航天系统，并更名为精益航空航天计划。在其他军事分支加入后，该联盟再次更名为精益进取计划，所有这些都保留了相同的首字母缩写LAI。

[6] 可通过 https://cse.lmu.edu/graduateprograms/hse/ 网址或阅读《医疗系统工程杂志》了解洛约拉马利蒙特大学研究生项目。

[7] 虽然这种说法缺乏正式依据。但在由 6 个不同医疗机构实施的许多项目中（包含于 57 个地点项目中），作者因参与其中所以有机会观察未应用系统工程的初始尝试，以及随后对系统工程过程的严密应用，并发现后者的结果要好得多。因为如果没有系统工程，项目往往由实施者的直觉和经验控制，并且容易受到层次梯度的强烈影响。后加入的系统工程过程显著提高了项目的严谨性、客观性和结果的质量。

[8] 有些项目可能需要对电子病历系统进行小的修改和自定义。

第2章　精益医疗系统工程步骤

精益医疗系统工程（LHSE）有四个不同的阶段：背景、现状分析、未来状态设计、实施[1]。我们依次来讨论这几个阶段。

一、背景

在开始一个新项目时，对项目背景进行描述，可以为当前和未来的工作人员和相关方提供重要的背景信息。背景部分应包括项目环境的描述，此外我们还应确定项目位置，如位于 Q 镇的 Z 医疗系统内的 Y 医院的 X 门诊部，以及与项目相关的主要特征；服务的患者人数和人口统计数据、不同级别员工的人数和类型、代表的相关工会组织、附属设施和合作供应商。如果与之相关，我们还应说明任何适用的监管和资源限制（如预算和可用人员）。

我们应说明开展该项目的原因。要注意，我们不要"操之过急"，不要试图立即陈述项目目标——这将在下一个阶段，即当前状态分析中完成。在背景阶段，我们只需要说明项目的初始原因，如"缩短患者出院时间"等。在这一阶段，我们通常没有足够的证据来准确说明项目目标。只有在我们详细分析当前状态，采访相关方，并对其他类似单位进行基准测试之后，我们才有足够的知识来这样做。提醒读者，精益医疗系统工程需要遵循严格的逻辑，在这个过程中注意"不要操之过急"。

接下来，我们简要介绍改进或新解决方案的机会。我们可以描述当前的挑战，即挫折、倦怠、质量差距、安全、成本、过程时间、碎片化和沟通不畅等。对不常见的术语和缩写应该进行解释。在提出解决方案前，先要进行文献检索，总结过去有效的经验和应对挑战的措施。医学文献浩如烟海，问题往往很常见，其他人很可能也解决了类似的问题。我们需要了解其他人在这一基础上做了什么，而不是"重新发明轮子"。

专栏 2-1 举例说明了要包含哪些背景信息。这个案例是一个缩短患者从医院转出到当地专业护理机构时间的项目。为简洁起见，我们省略了细节，仅指明了主题。

专栏 2-1　要包含在项目背景部分的示例信息

- 在 Z 镇医疗系统 Y 内的 X 医院，将患者从医院送到 4 家专业护理机构（SNF）的过程，是在同一地点的竞争机构处理相同事件的平均时间的 2～3 倍，即 2 小时。

- 医院服务范围需要描述。

- 去年，每 24 小时平均有 3 例患者被转院到专业护理机构，最多为 6 例，最少为 0 例。

- 令人沮丧的是，患者出院的步骤过于复杂。在医院方面，出院护士、病历管理人员、持续护理协调员和保险办事员之间的协调不够完善，造成延误。对于每一位患者而言，要重新开展与专业护理机构的协调，且每次只能一个机构。而每个专业护理机构似乎对患者的入院提出了不同的医疗标准，试图只选择最健康的患者。

- 出院延误使医院承担了过高的床位占用成本，并影响收治新患者。出院通知单发出后，患者在病床上的住院费用为每小时 × 美元，在出院休息室中为每小时 ×× 美元，但出院休息室仅供健康患者使用——即不需要病床或护理帮助的患者。

- 从文献中总结最佳相关解决方案。

在精益精神下，我们必须平衡在背景阶段提供的信息量与信息浪费、生产过剩和过度处理之间的关系。适当的背景信息便于项目参与者和发起人之间后续的沟通，避免沟通错误，并促进项目的成功和实施。一个典型的项目会有3~20张幻灯片用于背景介绍。

二、现状分析

项目进展阶段的主要目标是现状分析（analysis of current state，AoCS），现状分析期望达到对当前状态的完美理解，并通过数据收集证据。在这里，我们寻找需要解决的问题的证据，深入探讨当前医疗环境面临的挑战、浪费和挫折，并寻求理解问题的根源。现状分析的最后一步是问题陈述，它将服务于项目的下一阶段：未来状态的设计，并为提供最契合的解决方案进行铺垫。现状分析不应该与背景阶段相混淆，背景阶段是对所研究环境的一般描述，或者与未来状态设计阶段相混淆，在此阶段我们创建所需的解决方案。为了避免不必要的迭代和混乱，这三个阶段不应该混合在一起。

现状分析在呈现方式和使用工具方面是非常开放的。通常，我们会使用多个学科的工具，只要适用、方便和有用即可，例如，医疗保健管理、系统工程、精益和六西格玛、质量管理；计划、执行、研究和行动（plan，do，study，act，PDSA）方法（也称为"戴明环"方法），统计过程控制（statistical process control，SPC），约束理论和其他研究可变性和项目管理的方法。如果需要，我们可能需要从医学、IT、工程和法律领域引进专业知识。首要目标是获得我们系统所需的知识，而不是学科纯度。随后的章节描述了一些来自系统工程和精益六西格玛领域的比较流行的工具，但它们不是排他性的或强制必须使用的。现状分析的这种开放性特征可能与我们强调的精益医疗工程的严格性相矛盾。事实上，这种严格性主要体现为对问题的理解深度和对问题表述的精确度。而不是用于实现这一目标的工具类型上。读者将在下一个项目阶段"未来状态的设计"中发现更高程度的工具严谨性。

（一）相关方、相关系统、影响范围和外部因素

现状分析的第一步是选择我们的"相关系统"［译者注：相关系统（system of interest，SoI）是由相关人员、组织（如实验室）和工具（包括电子病历）所组成的整体］、项目范围和系统元素，包括相关人员和非人员节点构成，如电子病历（EHR）。这些选择应在项目早期进行，因为选择将影响我们后续的影响范围和非影响范围项目活动、工作水平、项目期限和预算。系统、相关方和范围的选择是相关的，因为改变一个会影响其他。选择是可以改变的——我们从三者中的一个开始，以最容易的为准，然后确定其他的；同时还要考虑我们的选择对项目工作量、预算和工期的影响。如果我们看到更好的选择，我们应该毫不犹豫地改变选择。一旦定义了相关系统，我们就可以指出与我们的相关系统交互（影响或受其影响）的外部系统，或"外部因素"。图 2-1 说明了患者出院项目的相关系统及其要素、影响范围和非影响范围的活动。主要互动显示为粗箭头。在本例中，它们表示所示实体之间的沟通。

我们应该谨慎选择相关系统。很明显，选择太大的系统会导致项目规模过大、成本过高和持续时间过长。许多项目因为选择了太大的系统而失败。太小的系统可能会丢失重要的系统特征或接口。平衡是非常重要的。如果我们对当前的尝试不满意，我们应该毫不犹豫地改变，然后继续执行项目。

在选择相关系统规模时，我们要考虑多方面的因素。一是医疗保健经济的规模。根据 2020 年的数据，整个美国的医疗保健体系是一个庞大的系统，涉及全美近 20% 的 GDP、24% 的政府支出和 11% 的国民就

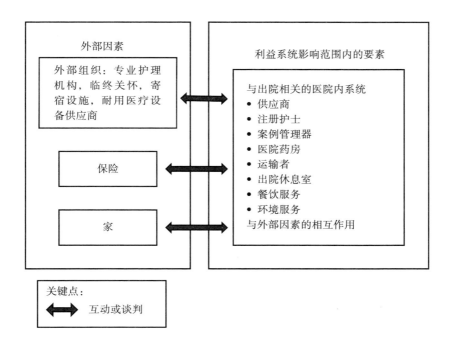

图 2-1 医院患者出院项目的相关系统、影响范围内要素、外部因素和互动（界面）示例

业（不包括个体经营者）。该国的每一个人都是当前或未来的患者[2]。在对医疗保健相关方进行分类（包括人员分类和功能分类）的众多方法中，作者发现以下分类非常有用。

- 患者、潜在患者、家人、家庭护理人员（包括当前地区所有人）。
- 医务人员和支持人员（各级医生、助理和护士，包括住院医师、医学生、技术员、管理员和支持人员）。
- 医疗照护机构：普通和专科诊所、医院、手术室、急诊室、救护车和消防部门、成像和临床实验室、药房、护理院、临终关怀机构、养老院、家庭照护机构和支持辅助人员。
- 医疗设备制造商、用户和耐用医疗设备（durable medical equipment，DME）供应商。

- 制药工业。

- 研究机构：学术机构、美国国立卫生研究院（National institute of health，NIH）、美国疾病控制中心（Center for disease control，CDC）。

- 国际机构：如世界卫生组织（World Health Organization，WHO）、电子病历标准化委员会。

- 支付方（保险、雇主和政府）。

- 雇主。

- 政府（联邦、州、地方和国际组织）。

- 军队卫生和退伍军人管理局。

- 监管机构和专业协会。

- 急救人员：消防部门、救护车、大学医疗急救队等。

- 参与大型紧急事件（大规模事故、地震、火灾、洪水、战争和骚乱）的相关方。

- 医疗照护阶段：诊断（Dx）、治疗（Tx）、预防保健、慢性病护理、老年护理和姑息治疗。

- 公共卫生机构和工作人员，包括感染防控、后勤和医疗照护。

- 软件：电子病历系统、医疗保健信息制造商和用户，以及丰富且不断扩展的应用程序菜单。

这确实是一个庞大的系统，有重叠的领域。尽管人们可以进行智力训练，在任何或所有这些相关方之间寻找关系，但很明显，对于一个特定的本地项目，这样一种改进工作流程或医疗照护要素的方法是荒谬的。

选择相关系统规模时的另一个要考虑的因素是项目资金来源。当项目由政府资助时，存在强有力的激励措施，就可以尽可能多地包含相关系统的各个方面。如第 1 章"一、从系统工程和精益知识的演变到精益医疗系统工程"所述，国防工业中频繁出现的"越大越好"的趋势使得传统系统工程效率太低，医疗保健部门对此不感兴趣。

第三个要考虑的因素是系统思维，它是系统工程的一个前提和重要的推论。系统思维教会我们总是在更大的背景下思考，思考正在出现的事件和意想不到的后果，思考我们相关系统内外的深远互动[3]。这种方法当然适用于国家卫生计划，如公共卫生、全民医疗设计和许多其他项目，但我们需要小心，当我们进行改善医疗工作流程或质量的地方项目时，不要把思想传播得太广。

因此，当我们处理这些因素之间固有但正常的冲突时，我们的思想可以广泛传播，而精益思想要求用尽可能小的团队规模产出最有效的解决方案。有哪些比较可行的方案呢？本文建议采用以下方法。

> 在确定精益医疗工程项目的范围时，我们应该以常识和工作经验以及精益思想为指导。常识和经验有助于我们理解问题，确定改进计划，并建议相关方和系统要素。精益是一种生产理念，它通过消除一切在生产过程中出现的浪费，来获得最大的价值。

通常，精益医疗工程项目在当地进行，在医院、诊所、辅助科室（如实验室）或少数合作部门内执行，只有少数积极的相关方参与项目。如果进行改进的本地项目取得成功，结果（方法、程序、标准、检查表、软件、培训）应与其他组织共享，以在整个机构系统内提升质量，并避免重蹈覆辙。第 1 章列出了完全适合精益医疗系统工程方法的项目示例列表。本书第 3 章包含了一个更完整的列表。

通常，精益工程只有一个人执行项目，并且只有在需要时才与其他人交流。此类项目的进度往往以周或月为单位，预算在 1 万美元以下（如果作为常规工作的一部分执行，则无预算）。并且只有少数高标准的要求，有时甚至只有一项，如"新流程应在特定日期前将出院时间缩短30%"。

如第1章所述，一些涉及公共卫生的项目，如慢性病医疗照护、预防保健，可能会对所服务的患者群体产生巨大影响，并且在医疗照护提供阶段需要大型团队，但设计该新的医疗照护项目本身在计划、预算、成本和项目团队的规模方面仍然很小。

还有一些相关方也需要考虑，即其利益可能与项目目标相反的个人。如果我们不考虑这些人，他们可能会减慢项目进度，甚至破坏结果。例如，在缩短患者出院时间的项目中，项目能否成功还取决于外部机构（护理院、养老院、临终关怀机构）合作的意愿。看这些外部机构是否愿意定期协商接受患者的标准，以便随后只要有床位就可以自动接收每个患者，而无须单独谈判。因此，应将这些合作机构的管理人员列为相关方。另一个例子是，在半封闭式ICU中，外科团队与ICU重症监护人员之间在如何治疗术后患者方面的冲突并不少见，导致治疗顺序频繁改变。这种冲突往往会给住院医生和护士带来过度的压力，导致工作倦怠。因此，在一个涉及ICU改进的项目中，项目团队应包括手术团队和ICU双方代表，作为一个团队为患者利益而工作，并鼓励他们就分歧问题达成一致。以患者为中心的医疗原则在解决此类冲突时有很大帮助。还有一个例子是工会与管理层之间经常发生的"明显"冲突（用"明显"一词，是因为在达成协议之前，它看起来是这样的；而在达成协议之后，它可能会成为一个双赢策略）。两者都应该代表一个团队。

（二）碎片化和 N^2 矩阵

在所有医疗保健系统中，碎片化被认为是医疗健康系统的最大弊病之一。英国的社会化医疗体系与美国的市场化医疗体系一样，都受到了它的影响。

精益医疗管理系统通过识别和修复相关系统内相关碎片元素与具有

外部性的碎片元素之间的所有不完美接口来管理碎片。我们拥有系统工程中最强大的工具之一，称为 N^2 矩阵，其中 N 是系统中的元素数。在处理人类和组织的关系时，我们系统的 N 元素的选择往往并不明显。每个项目中出现的一个关键问题是，在列出元素时应该使用什么级别的粒度。太高的粒度会产生很大的 N，并且 N^2 数会很大以至于变得无法管理，从而将解决方案淹没在不相关的细节中；太少的元素可能会隐藏重要的界面。例如，我们是否应该仅查看提供者和执行有序血液检测的临床实验室之间的单一组合界面；还是应该包括提供者的护士，他们打印实验室医嘱并将其交给患者？我们应该将临床实验室视为一个单一的元素，还是将其分解为几个，或者几十个相互作用的个体来处理所分析的样本？即使是在简单的项目中，可能导致碎片化的各种因素也是非常多的，其包括以下内容。

- 患者、家属、看护人员。
- 医务人员：不同的医生、护士、技术人员、管理员、保险员。
- 组织机构：部门、实验室、药房。
- 使用的软件：电子病历系统，其他医疗信息工具。
- 测试应用。
- 设备使用。
- 适用的规则、法律和规章。

这是一个简短的列表。每个元素如果包含不止一个个体元素，就可以拆分成它的组成个体。但在医疗项目中这样做往往会导致问题规模变得很大。同样，我们需要以常识和精益思想为指导：只包含对项目目标至关重要的适当大小的相关元素，并将其他所有内容视为生产过剩浪费。这说起来容易做起来难，例如，如果我们希望修复 ICU 患者监护设备与护士站监护设备之间不完善的接口，并且护士的设备使用能力是没问题的，我们可能会查看设备输出、警报和连接端口，也许还会联系安装和维护设备的技术员。在这个过程中，我们会忽略设计和制造设备的人、在设备供应链中工作的人、写下创建和使用设备的基础法规的人……但是，如果某个ICU（指使用相同设备的其他医院的ICU）中的许多此类设备仍然存在问题，在修复时我们就要考虑培训技术人员，以及在设备使用方面培训护士的人员。事实上，选择 N 时，问题背景、常识、经验甚至内部知识都是有用的。此外，我们应该对可能的替代解决方案、方法和实验保持开放的心态。首先要与当地相关方对话，倾听和理解他们的挫折感，并到现场中去实地考察。当选择正确的 N 时，迭代是常见的：我们从 N 个元素开始，然后发现我们错过了一个或多个重要的元素，或者一些不相关的，然后改变数字。

　　想想在一个常规案例中，一个患者去基层医疗机构（primary care provider，PCP）看病。患者主诉是腹部持续中度疼痛。在做出最后诊断之前，医生开始进行血液检查。当地的抽血员准备好标签，将血样抽取到小瓶中，贴上标签，然后将它们送到附近的临床实验室。这些样本被运送到实验室，与许多其他样本一起进行分类、分析、得出结果，然后使用电子病历（EHR）系统将结果自动发送回接诊医生。这似乎是一个简单的、完全常规的病例，涉及以下要素：患者、医生、护士、抽血师和临床实验室（在本例中，为了简单起见，我们使用了一个简短的涉众列表，忽略了诊所调度员、接待员和护士、实验室设备维护技术人员、设备工程师和制造商、实验室的数据输入人员、运输司机、记账员和其他数百人）。一旦我们确定了 5 个主要的系统元素（$N=5$），我们就可以构建 N^2 矩阵，其中我们以行和列的形式列出元素，如图 2-2 所示。忽略主对角线上的单元格，其余 $N(N-1)$ 个单元格（本例中为 20 个）显示了任意一对元素之间可能的接口或交互（双向或对称）。每个单元格代表显示的接口出错的机会。为了深入了解我们的示例，考虑基层医院与执行测试的临床实验室之间的交互，如图 2-2 中的箭所示。

基层医疗机构与实验室之间这种简单、常规的合作会出什么问题？以下是一个可能出现的问题列表。

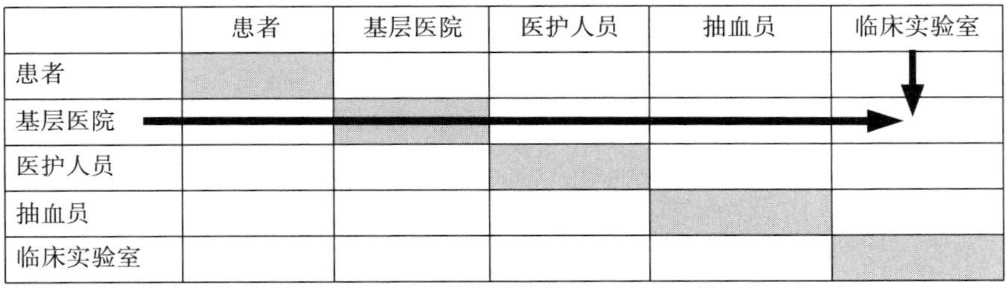

	患者	基层医院	医护人员	抽血员	临床实验室
患者					
基层医院					
医护人员					
抽血员					
临床实验室					

图 2-2　常规医疗就诊的 N^2 矩阵

- 基层医疗机构的护士可能过于分心，以至于在患者离开诊所之前没有将医嘱交给患者。
- 患者收到医嘱，但可能没有去找检验师抽血（因为匆忙上班或回家照顾小孩……）。
- 过度劳累的静脉采血员可能将血液样本放在了错误的容器中（对于不同的测试类型，样本需要在指定的小瓶中与不同的化学品混合）。
- 一个样本可能掉在采血站附近的地板上，然后滚到了看不见的地方。
- 样本可能已在临床实验室丢失。
- 对样品进行了分析，但系统未能得出结果（可能是分析仪器和接收计算机之间的接口瞬间断电）。
- 检验结果出具后未能及时通过系统发送给基层医疗机构，可能是基层医疗机构的新员工尚未完全激活电子病历系统。
- 最糟糕的是：检测呈阳性，基层医院收到了结果，但没有对患者进行随访。未确诊的患者陷入昏迷。

上述每个事件的发生率都很低，但不是不发生 [4]。如果被忽视，每个事件都有潜在的致命后果；特别是最后一种，检测结果为阳性，但没有及时通知患者。为了说明我们的方法，上述场景只是概念性的。实际上，每一步都涉及更多的人，出错的机会也更多，但讨论尽可能涵盖了主要问题。在我们的示例中，系统工程师随后将继续指定修复系统的要求，以便缓解上述碎片事件，对事件采取纠正措施，防止事件发生，或降低发生概率。

这些目标将有助于作为一个项目实施所示的纠正措施。这是医疗保健碎片化和精益医疗系统工程在识别碎片方面的能力的经典例子。对于 N^2 矩阵中的所有适用界面单元，应重复图 2-2 和表 2-1 中所示的步骤。

表 2-1　存在的问题及对应解决方案 [5]

基层医院实验室可能存在的问题	解决问题的方案
1. 护理人员未将医嘱交给患者	应为护士提供一个专用托盘，以便在每位患者离开前检查医嘱
2. 患者可能没有去找抽血医生给他输血	对系统进行修改，通过短信、电子邮件和自动呼叫向患者发出自动提醒。如不成功，应拨打现场电话
3. 抽血医生可能把血样放错了容器	抽血站应用彩色海报和分拣托盘进行重组，明确正确使用的容器，并对抽血员进行培训
4. 样本可能在采血站丢失	对系统进行修改，通过短信、邮件、语音电话等方式报警，要求患者重新进行抽血复查。如不成功，应拨打警察电话
5. 样品在实验室丢失了	与 4 的方案一致

（续表）

基层医院实验室可能存在的问题	解决问题的方案
6. 对样品进行了分析，但检验系统没有得出结果	系统应识别到该结果缺失，并分析备用的样品（如果有）；若没有备用样本，则采用方案 4
7. 基层医院忽略阳性检测	基层医院应确认在电子病历系统中检测呈阳性
8. 检验结果已经生成，但系统未能通知医疗机构	电子病历系统应在等待 5 天后向基层医院发出警报

常规医疗过程通常不会涉及这么多碎片化的过程，除非有迫切的需求，如患者死亡率、医疗诉讼案件或机构间的竞争压力。在这一点上，管理者意识到现有的碎片化是不可接受的，必须解决。正如所证明的，精益医疗系统工程在处理碎片的过程中提供了高度的逻辑严谨性。请注意，没有使用数学或核心工程。关键的一步是识别相关系统中的所有元素。确定了这些元素之后，接口和目标就顺理成章地进行了。专栏 2-2 总结了创建 N^2 矩阵和制订目标的步骤。

这些目标将有助于作为一个项目执行所指出的纠正行动。这是医疗保健碎片化的一个经典例子，也是精益医疗系统工程在识别碎片方面的强大力量。图 2-2 和表 2-1 中所示的步骤应该对 N^2 矩阵中所有适用的接口单元重复。

专栏 2-2　N^2 矩阵和接口分析中的步骤

- 创建 N^2 矩阵，将相关系统元素（相关方和其他关键节点）列为行和列。
- 对主对角线上的单元格进行着色，使其自身没有接口。
- 使用显示当前接口方式的一些方便的唯一字母代码表示其他单元格。
  - D = 处理失当或没有连接。
  - E = 与电子病历系统的通信 / 来自电子病历系统的通信 / 通过电子病历系统的通信。
  - H = 聚集在一起。
  - F = 面对面咨询。
  - P = 电话。
  - M = 电子邮件。
  - C = 邮政卡。
  - R = "常规步骤"等。
- 用颜色显示：中断的交互（红色）、有问题的交互（黄色）和工作正常的交互（绿色）。图 2-2 中的示例尚未显示颜色标记。
- 稍后，当我们展示项目解决方案时，我们可能会重复显示改进界面的矩阵，希望所有界面都是绿色的。
- 在每个不完美的界面（红色或黄色）中，团队应使用本地知识和专业知识列出给定界面中可能出错的所有项目（如表 2-1 第 1 列中的事件 1～8）。在确定问题时，让界面双方相关方参与进来是至关重要的。问题项（1～8）将在以后用于制订纠正措施目标和后续要求。

请读者将此方法的严格性与传统方法进行比较。在传统方法中，只有那些造成明显问题的界面才会被识别并采取行动：如患者伤害、违反法律或纪律处分等。其他不明显的问题则不被重视。精益医疗管理系统在各个流程都可以识别出问题[6]。

回想一下我们的碎片化示例中相对较小的问题，即患者因腹部疼痛而去看医生。在这个医学常见案例中，我们确定了 $N=5$ 个系统元素，结果是存在 $N（N-1）=20$ 个活动接口，每个接口都有几个潜在的碎片化问题。在分析的单元中，我们发现了 8 个问题（表 2-1）。如果所有其他活动单元也会出现 8 个问题，我们将有 20×8=160 个碎片问题需要解决。这将是一个中等规模的医疗项目。但亲爱的读者，现在不要惊慌。所有这些碎片化问题都倾向于通过对信息学或程序的一些常见修改来缓解。此外，大多数涉及医疗服务提供改进的项目只涉及几个问题，通常只有一个问题（如缩短医院床位周转时间或缩短患者出院时间）。要注意在许多工作流中，并非所有涉众都同时相互交互，可以实现更多的简化。通常，它们在较小的子组中相互作用；因此，我们可以通过考虑两组或多组相关方及其相应的 N^2 矩阵来减少问题的规模。在上述 PCP 实验室示例中，一组可能涉及患者、护士和抽血员，另一组可能涉及患者、PCP 和实验室，每个组产生一个 3×3 矩阵，其中 3×2=6 个有价值的问题，总共 12 个有价值的问题，而不是一个 5×4=20 个问题。

（三）构建当前状态；国防部体系架构框架图、流程图、当前状态价值流图

有句格言叫"一张图胜过千言万语"，用图表和图示来展示系统和工作流程具有极大的意义。在系统工程中，我们使用架构图来达到这个目的。

　　大多数架构图在精益医疗项目工程的下一阶段"未来状态的设计"中都很有用。在这一阶段我们将提出解决方案。一些图表在当前状态分析中也很有用，如下所示。

　　流程图和精益价值流图是有用的架构方法，在医疗保健领域非常流行。流程图，或者如果存在浪费过程的数据可用，则使用当前状态价值流图（current state value stream map，CSVSM）来说明当前工作流。当前状态价值流图类似于流程图，但添加了有关在不同工作流程中测量的浪费和时间的信息。回想一下，在精益生产中，我们定义了八种浪费类型，即生产过剩、库存浪费、等候浪费、过度加工、行动浪费、运送浪费和人才浪费（Oppenheim，2011）。在医疗应用中，我们很少有足够的时间和预算来准确地测量这八个方面。每个从事医疗保健工作的人都知道，医疗浪费的主要类别是等候：患者等候医疗活动，医疗活动等候患者，医务人员等候其他医务人员或信息，护士等候医生等。因此，仅仅关注等候浪费通常会带来巨大的改善。但其他浪费也可能很重要。患者安全的重点是避免缺陷，因为在医疗保健中，缺陷可能造成致命后果。设计拙劣的诊所和医院空间可能会产生行动和运送浪费，这很容易使用所谓的意大利面条图和时间图表进行分析。设计拙劣，尤其是官僚主义的任务和流程可能导致生产过剩和过度加工浪费。对日常用品和药品的管理不善有可能会产生库存浪费，诊疗流程的不完善可能会产生患者等候，从而转化为等候和人力浪费。人力浪费主要体现为工作人员的倦怠，这是医疗工作日益重要的特征。因此，有很多信息可以在当前状态价值流图上捕获和显示。一旦这张地图可用，未来状态的设计将更容易创建，也更有效。但是，如果没有关于浪费和时间安排的数据，或者与项目无关，则应单独使用流程图。图2-3和图2-4展示了一个示例流程图和一个示例当前状态价值流图。流程图底部显示的各种活动的时间安排非常有用（如果可用）。

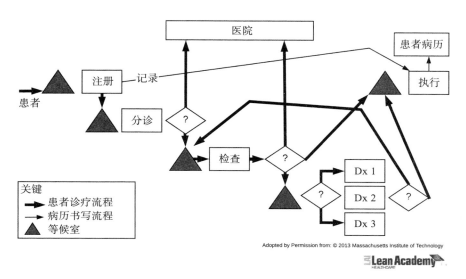

图 2-3 诊所当前状态流程图

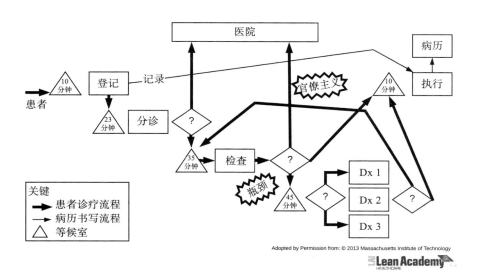

图 2-4 诊所当前状态价值流图

为了避免重复绘制价值流图，我们有以下建议。

- 将价值流图上的所有任务标记为以下颜色之一：VA 为绿色，NVA 为红色，RNVA 为黄色。

- 显示未来状态价值流图（future state VSM，FSVSM）时，在未来状态价值流图图表空白区域的某个地方以小比例显示现状价值流图，以便于直观识别已消除的"红色和黄色"任务。

- 用一连串的符号和简短的描述来表现特别棘手的问题和困难。

- 如果流程图很简单，我们可以直接在上面输入浪费信息。否则，我们将按顺序对活动框进行编号，并显示一个单独的表格，列出并解释浪费值。

- 如果项目采用精益方法，则应包括现状价值流图和未来状态价值流图。

最全面的系统架构视图集在国防部架构框架（Department of Defense Architectural Framework，DODAF）（DODAF，2009）中定义。DODAF 指定了 25 个不同的视图，显示系统结构、交互节点、接口、信息流、数据流和许多其他内容。我们使用尽可能多的视图来说明我们认为应该说明的内容，仅此而已。在典型的医疗项目中，我们只需要几个，甚至只需要一个视图。冒着让支持 DODAF 的人不快的风险，本文作者认为在一张图表上组合多个视图是完全可以接受的。如前面显示的图 2–1 可视为相关系统架构视图。更多示例将在本章"三、未来状态设计（DoFS）（七）系统架构"中显示。

为了完整列出架构视图，我们提到了来源 – 输入 – 流程 – 输出 – 客户流程图（Sources-Inputs-Process-Outputs-Customers，SIPOC），但它们通常仅在未来状态的设计中有意义，下文将提供示例。目前的状态往往是如此混乱，以至于制订一个有序的 SIPOC 是不切实际的。

（四）用鱼骨图进行根因分析

Ishikawa 图（又称为鱼骨图）是一个简单但功能强大的工具，用于说明特定结果或问题的潜在因果因素。它直观地将问题的各种原因进行归类，并用一个易于理解的图表进行说明。图 2-5 用患者出院速度慢来举例。问题（出院速度慢，DPT ＞ 2h）显示在最右边的框中，通常显示为鱼头，因此得名。图表的"骨骼"或"分支"列出了可能的原因。主要分支经常被标记为"人员或资源""设备或技术""过程或方法""环境或社会因素"和"材料"（如果相关）。这些类别并非"一成不变"，因此可以使用更适合相关系统的其他名称。如图 2-5 所示，在适用的情况下添加分支机构。

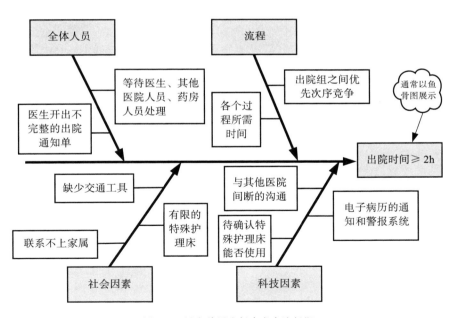

图 2-5　用鱼骨图分析患者出院问题

（五）问题陈述

问题陈述应该是当前状态分析（AoCS）的最后一个元素[7]。这是当前状态分析关键一环。在这一步中，我们必须对利益体系的问题、浪费、分裂、挫折、沟通不畅等有一个完美、完整、清晰、明确、定性和定量的理解。

问题陈述是一个简短的陈述，需精确总结项目中要解决的问题。它是精益医疗系统过程严格性的关键要素，因为它将推动未来状态设计中的所有后续项目步骤，如本章"三、未来状态设计（DoFS）"所述。一个糟糕的问题陈述很难有一个完美的项目结果。

在制订问题陈述时，我们应该受到精益思想的启发：不要试图解决医疗领域里的所有问题；在医疗保健领域，任何一个傻瓜都能列举出无数的困难、不满和问题。让我们实事求是，把重点放在一个具体的问题或一组相关的问题上，这些问题最终能得出比较可行的解决方案。问题陈述应限于说明问题。它应该是"解决方案是未知的"，也就是说，不试图提出或建议任何解决方案。

以下是一个好的问题陈述示例。

问题陈述示例

X 医院的问题陈述：该医院患者的平均出院时间为 24h，而其他与 X 医院背景相同的医院平均出院时间不到 2h。时间过长有两类原因：①与外部相关方（保险、特殊设备公司、临终关怀机构、寄宿设施、外部交通、家庭、耐用医疗设备供应商和其他医院）的互动效率低；②不完善的预案、协调，以及出院流程步骤缺乏一致性。

三、未来状态设计（DoFS）

在对现状的分析中，除了医疗保健和系统工程，我们还使用了其他知识领域的混合工具，包括精益六西格玛、项目管理，也许还有医学、IT、工程和法律。相比之下，未来状态设计（design of future state，DoFS）中使用的步骤与系统工程的选定工具非常匹配。

（一）目标陈述

我们以一个充分了解情况的问题陈述结束了当前状态分析。然后以一个目标陈述开始对未来状态进行设计。目标陈述应该是问题陈述的镜像，只是将"什么是错误的"改为"我们需要做什么来修复它"。它应该是一个关于这个项目要完成内容的简明陈述。它应该与问题陈述一样清晰。

正如上一节所讨论的，目标应该是现实可行的，否则我们的项目可能会失败。目标与需求不同，这只是作为制订相应的定量和可验证需求的起点。该目标代表项目目标，但不包括可通过 / 不通过二元方式进行验证的法律细节。目标将在未来状态设计的最后一步中进行验证。换句话说，我们需遵循以下规则。

- 必须验证需求（稍后将对此进行详细说明）。
- 目标必须得到确认。

目标的数量应该很少，通常只有一个。拥有太多的目标有可能延长项目期限和相关方之间的冲突。最好将目标太多的项目分成几个较小的项目，每个项目只有一个或几个目标。以下是目标陈述的示例（将其与问题陈述进行比较）。

项目目标说明

通过重新设计，提高某医院患者的平均出院时间，使其与当地其他医院竞争，出院时间上限不超过 2h：

1. 与外部相关方（保险、特殊医疗设备商、临终关怀机构、养老院、外部交通、家庭、耐用医疗设备供应商和其他医院）的互动。

2. 内部活动，包括出院流程步骤中的主动规划、协调和同步。

注意，目标陈述中缺乏对细节的描述；这是有意的。详细信息在需求中展示。

（二）项目需求

严格制订项目需求是精益医疗系统工程（LHSE）的关键步骤。

需求将目标解释为期望未来状态的精确特征。在一些地方，本书强调精益医疗系统工程整个步骤都需要高度逻辑严谨。具体而言，精益医疗系统工程提供如下严格要求。

- 问题陈述是通过对当前状态全面分析得出的。
- 目标陈述是问题陈述的"镜像"，告知项目要实现什么。
- 目标声明导致了一个精确且可验证的需求声明。

问题目标要求的严格逻辑步骤序列有助于提高项目成功概率。

为了取得成功，我们必须有客观的方法来说明需要什么，然后核实它实际上哪些已经完成。项目通常由承受项目结果的用户以外的团队执行。在这种情况下，两个群体之间可能存在潜在冲突。项目团队可能会说他们已经做到他们所理解的预期需求，用户可能会说项目团队所做的不足以满足他们的需求。精确且可验证的需求是防止此类冲突所需的工具，不会给任何一方留下任何"回旋余地"。

需求应该是可以实现的，但解决方案在这个阶段还是未知的。换句话说，在编写需求时，我们不应该受到如何实现它的约束。有关实施的问题将在随后的风险分析中处理，但需求必须是可实现的。如果编写一个我们事先知道不可能实现的需求，那将适得其反。

每个需求都必须是可客观验证的。这意味着每个需求的编写必须具有足够的精度、清晰性、不模糊性和单一含义，以便每个相关方都能以相同的方式理解它，并且验证只能是二进制的：通过 / 失败。每项需求中必须有"应"一词，如"……患者出院时间应减少到……"我们不应将几个不同方面合并为一项要求，因为验证可能会很困难，混淆验证的方面和程度。专栏 2-3 说明了一个不好的需求，它写得不好的原因，以及一个纠正的、可验证的需求。

专栏 2-3　正面和反面需求的示例

- **反面需求**

X 医院住院部和急诊室的出院时间将缩短至少于其竞争医院的出院时间。

为什么说这是一个不好的需求？

- 不可验证、模棱两可、不清楚。

- 缺少"应该"一词。

- 有两种不同的出院方式：从住院部出院和从急诊室出院。

- 不清楚如何测量时间。测量出院时间的起始点是什么？

- 所比较的竞争医院具体是哪些？正在考虑哪些其他医院？

- 这项工作将在什么时候完成？

> **· 正面需求**
>
> 从"特定日期"开始的 30 天内，X 医院所有患者的平均出院时间应减少到 2h 以下。出院时间起止点为，从主治医师发出出院通知单到患者被推离医院大楼的时间。应通过"具体日期"的现场验证来证明出院时间确实减少。

每项需求应附有如何验证的规范。必须通过以下四种方法之一进行验证：测试、测量、检查或分析（Walden，2015）。

将需求及其验证组织到具有下列表格中的是一种良好的做法。

- 需求序号 1、2、3 等。一些顶级需求可能具有较低级别或衍生需求。然后，我们需要展开这些更具体的需求，并将较低级别的需求编号为 1–1、1–2 等。
- 需求文本。
- 需求"所有者"（包含此需求的相关方）和（或）需求的理由。相关方应该是一个人的姓名和电话号码，而不是一个部门或组织的名称，以便在遇到问题时能轻松找到该人。
- 验证手段（测试、测量、检验或分析）。

表 2–2 显示了需求表模板。

表 2–2　需求表

#	需求文本	所有者 / 理由	验证手段
1			
2			
3			
⋮			

在医疗服务项目中，需求通常都比较少：一个到几个。界面分析（表2-1）可能会产生更多的数值（以十位数为单位）。在这种情况下，一些要求将"脱离"缓解目标，如表 2-1 最后一列中列出的要求。这些目标将被解释为表 2-3 所示的需求。"所有者"列将"系统"列为所有者。当整个系统需要该需求时，我们进行该输入。

表 2-3　实现表 2-1 目标的需求

#	需求文本	所有者 / 理由	验证手段
1	IT 系统应识别患者在开具检查单一周内均未采血	系统	检查
2	当患者未能提供血样时，IT 系统应使用"约定的通讯方式"每天重复联系患者一次，直至收到样品	系统	检查
3	系统应跟踪样本，直到结果在"规定时间"内输入电子病历系统	系统	检查
4	如果样本丢失且在"规定的时间"内没有找到，系统应使用"约定的通讯方式"每天重复联系患者一次，直到提供另一个样本	系统	检查
5	阳性测试结果应在检验机构的电子病历系统屏幕上以红色标记	系统	检查
6	阳性测试结果应由检验机构在电子病历系统中确认	系统	检查

专栏 2-4 列出了项目需求（INCOSE）手册中列出的 6 种类型的需求（Walden 等，2015）。在医疗服务项目中，根据经验，最常见的类型似乎是 3、2、5，按此顺序排列。

专栏 2-4　不同类型的需求

1. 业务需求。这些包括对机构的目标、目的和需求的高级陈述。

2. 相关方需求。还指定了离散利益相关者群体的需求，以定义他们对特定解决方案的期望。

3. 解决方案需求。解决方案需求描述了系统 / 产品必须具备的特性，以满足利益相关者和业务本身的需求。

4. 非功能需求。描述系统的一般特征，它们也称为质量属性。

5. 功能需求。描述产品必须如何运行、其特征和功能。功能性需求描述了系统应该做什么，而非功能性需求则对系统如何做进行了约束。

6. 过渡的要求。一组额外的需求定义了一个组织需要什么来成功从其当前状态转换到新产品的期望状态。

（三）项目中需解决的问题

如果项目涉及一个团队，若从项目管理领域借用一个工具，那么项目询问工具可能会很有用（Spewak，1992）。这是一组 6 个问题，象征性地描述为"谁、什么、在哪里、何时、为什么和如何"——当回答这些问题时，可以清楚地说明项目执行责任是如何分配的。

- 谁：谁来做？

- 什么：完成或需要什么行动？

- 何处：何处完成或需要？

- 何时：何时完成或需要？

- 为什么：为什么完成或需要？

- 怎么做：如何去完成？

这些信息为具体执行项目理清思路。精益医疗系统工程的这一步骤是可选的，应由项目经理决定是否使用它。非常小的团队（1～2人）可能不需要它。在项目实施阶段也可以使用类似的疑问词，因为实施项目结果的人可能与执行项目的人不同。

附录介绍了英国皇家工程学院（Royal Academy of Engineering，2017）为医疗健康系统提出的一个有趣的替代方案。这是一组比上述疑问更全面的问题。在本文作者看来，这种方法可能适用于比本书讨论的医疗系统更大一些的系统工程。

（四）行动说明

行动说明（缩写为 CONOPS 或 ConOps）是描述系统预期用途或操作的文件。它可能包括口头描述相关系统（SoI）应如何使用、由谁使用，何时使用、在何种情况下使用、受到何种限制，以及使用它需要哪些培训等（Walden 等，2015）。行动说明应当被表述为信息性语句，而不是祈使句。它们没有需求那么正式。专栏 2-5 给出了行动说明示例。

专栏 2-5　行动说明示例

护理人员将从电子病历（EHR）系统中打印患者病程信息，供住院医生随后在医院烧伤科进行晨间查房时使用。该表格将在早上 6:50—7:00 的时间段内打印，用于早上 8:00 的查房。住院医师将利用早上 7:00—8:00 这一小时的时间来研究表格中的患者信息，并准备将这些信息向上级医师汇报。新的电子病历模块会自动提取和打印表格上的所有指定数据，每位患者一页。住院医生只需要输入患者的身份证。需打印的资料和表格格式载于需求列表的第 x 行。

（五）备选方案分析

需求确定后，我们就可以着手设计解决方案。有一点很重要，在没有考虑所有合理的解决方案的情况下，不要"仓促下结论"，立即选择特定的解决方案[8]。备选方案分析（analysis of alternatives，AoA）是精益医疗系统的一个重要步骤，用于确定备选方案、商定客观评估方法，并选择最佳方案。回想一下，需求应该是与解决方案无关的。

备选方案分析包括以下步骤：确定几个备选解决方案、选择有效性措施和候选选择。接下来我们将一一讨论这些问题。

确定备选方案。我们首先选择候选解决方案并对其进行分析。在候选方案中，我们应该始终包括"什么也不做"，换句话说，保持现状。将其作为方案之一可以使我们更加客观的进行横向比较。通常在医疗项目中，我们一般会确定2～4个候选解决方案（除了"什么都不做"），所有这些方案看起来都是合理的，并且很有可能满足需求。通常，候选方案由系统的相关方根据他们的经验、创造力、竞争基准，以及对需求的扎实理解提出。要允许团队中的新人提出他们心目中的备选方案，而不是让垂直化的管理扼杀创造力。当然，经验起着重要作用。然而，年轻成员的创造力往往是无价的，特别是当我们处理现代技术、IT、电子等问题时。

作为一个例子，提出患者出院的三种替代方案。

备选方案1：不执行任何操作（保持当前状态）。患者留在病床上，直到目的地确定，交通准备就绪并等待最后出院。

备选方案2：设立出院休息室。在医疗机构内设立一个新的出院休息室。出院通知单发出后不久，患者将被推到休息室，或者在他们的病床上，休息室空间通过帘子与其他患者隔开，或者在公共区域的轮椅上。患者在休息室等候时，可以办理出院手续，如付款、打印出院单、交付药品、订购耐用设备，以及与家人或护理机构沟通。休息室将由两名工作人员组成，即一名休息室职员和一名护理人员。当患者被推到休息室时，患者的病床就可以进行清洁、消毒、重新整理，并提供给下一位住院患者。

备选方案 3：候诊室。此方案中没有出院休息室，只有一个简单的候诊室。需要使用病床的患者将留在病床上直到出院（如备选方案 1），可以坐轮椅移动且不需要医疗护理的患者将被转移到出院候诊室。候诊室没有任何护理人员，只有一名办事员，负责处理付款、打印出院单、交付药品、订购耐用设备，以及与患者出院目的地进行沟通。据统计，75% 的患者可能属于这一组。

有效性措施（measures of effectiveness，MoE）。确定候选解决方案后，备选方案分析的下一步是确定我们将应用的有效性措施，以便尽可能客观地对候选解决方案进行排名和判断。典型的有效性措施要考虑安全性、成本、努力程度、周转时间、等待时间、易用性、实施时间、患者接受度、相关方接受度，也许是工会接受度等，但并非所有这些都需要在给定的情况下应用备选方案分析。我们应该被常识、经验和精益思想（"做需要的事情，不做多余的事"）驱动。一种常见的做法是对有效性措施进行排序，通常为 1～5，其中 1 表示最不吸引人，5 表示最吸引；但如果需要，也可以使用其他等级（例如，–2 的递增等级，–2 表示最不受欢迎，而 –1、0、1 和 2 吸引力依次递增）。将特定值分配给不同的选择，必然是有些武断的。这是一种"有根据的猜测"，一种判断力。项目领域的经验在这里非常宝贵。如果相对排名正确，则确切值并不重要。医疗保健交付项目中的备选方案分析并不意味着需要付出巨大的努力，消耗宝贵的项目预算和进度。有根据的猜测是一种好的选择。对这些措施进行详细的定量分析似乎是一种矫枉过正的做法，并且与精益方法相矛盾。通常，我们应该为给定的候选方案分配什么度量值是相当明显的。

在患者出院的示例中，我们需要考虑以下有效性措施（MoE）。

- 患者安全。
- 患者舒适度。
- 患者休息室花费。
- 床位有效利用率。

候选方案的选择　继续我们的例子，现在我们可以将选定的有效性措施应用于三个替代方案，如表 2–4 所示。

表 2–4　替代性方案分析

替代性方案描述	替代方案 1	替代方案 2	替代方案 3
有效性措施（MoE）			
患者等候室花费	1	5	1
患者安全	5	4	4
患者舒适度	5	4	3
床位有效利用率	1	5	4
分值总和	12	18	12

该示例仅用于说明，并不暗示任何推荐的解决方案

表 2–4 中的最后一行包含替代方案分值的总和。在这种情况下，总和值为 18 的设立出院休息室是所列方案中较优的方案。这个最优选择现在成为精益医疗系统工程过程后续步骤的主题。

如果我们可以估算出建造出院休息室的实际非经常性成本加上运营成本，并将它们与出院患者占用病床的成本进行比较，我们就可以判断建设出院休息室是否可行。这超出了当前本书的范围。

尽管我们在排名量表上使用有根据的猜测而不是基于科学的值，但严谨的分析替代方案的这个过程要比预先只提出一个解决方案更加科学。

（六）未来状态的设计

如图 1-4 所示，一旦我们选择了一个替代方案，我们就可以对所选择的项目的未来状态进行详细设计。通常，这一步骤是项目的主要工作。该步骤通常需要反复进行：我们从所选方案的设计开始，构建它（见"系统架构"），然后重复，直到我们确定所有需求都可以验证，所有项目目标都可以验证。本步骤中使用的知识包含医疗保健、医学、IT、工程和法律知识等。精益医疗系统工程为未来状态设计提供了必要的严格输入（目标、需求、运营理念和替代方案分析），并将使用设计输出严格设计、风险分析、查对、验证和实施设计的相关系统。本书后续章节将对精益医疗系统工程的这些步骤进行解释。但是设计本身是特定于相关系统的特定临床环境的，因此我们将此步骤留给项目相关方中的医疗保健和医学专家。

在一些起步很小但旨在可扩展和可复制的项目中，模块化是一个关键特征。例如，2013 年一篇开创性的论文（Kanter 等）描述了凯撒健康计划全周期健康管理项目，该项目涉及 26 种健康相关的慢性疾病的治疗。该项目起初只针对少数医疗情境，但这一项目创建了一个可以通用的框架和通用的电子和逻辑模块及传播手段，后来逐渐扩展到其他医疗情境并应用于整个南加州凯撒医疗系统。

（七）系统架构

在医疗保健服务项目中，"相关系统设计"通常涉及工作流程或护理的重新设计或新设计。精益医疗系统工程的系统架构步骤通常是前一部分，即"（六）未来状态设计"中描述的设计过程的一部分，而不仅仅是最终解决方案的说明。我们集思广益，希望能够满足要求并构建它的最佳设计，并且系统架构为设计提供有效的视觉和逻辑反馈，使其可以改进等等。

架构视图或图表的作用是以易于理解的方式以图形方式呈现有关系统元素、工作流和界面的相关信息，包括"从……到……"的信息流。这些图表可以帮助我们理解设计、改进设计、向相关方解释并避免误解。医疗保健交付项目中最常见的架构视图如下。

- 未来状态价值流图（FSVSM）

如果我们在项目中使用精益方法，未来状态价值流图（future state value stream map，FSVSM）是当前状态价值流程图的"孪生兄弟"。未来状态价值流图展示了我们消除浪费后的简化流程。未来状态价值流图是简化流程的强大工具，但它不能有效地说明步骤之间的信息流，尤其是信息碎片。因此，除了精益之外，我们还需要了解一些架构工具的思想。从图形上看，未来状态价值流图看起来很像当前状态价值流程图。但如果我们正确地从当前状态中消除了浪费，它应该比当前状态价值流程图看起来更简单、更纯粹。价值流图超出了本书的范围。读者可参考（Graban，2012；Jimmerson，2010）这些资料。

- 国防部体系架构框架

国防部体系架构框架已在本章"二、现状分析"第（三）部分介绍，在说明设计架构时非常有用。医疗保健项目中最常见的是行动视图1（OV1）、系统视图1（SV1）和数据流视图1（DF1）（Walden 等，2015）。系统视图1显示了硬件子系统和接口，如图2-6所示。操作视图1显示高级任务和活动。数据流视图1便于说明系统元素之间的高级数据流。

如果这样做有意义的话，没有什么能阻止我们组合不同的标准国防部体系架构框架[9]。图2-7说明了我们出院案例的这种组合视图。在这里，我们展示了子系统、活动和它们之间的信息流，包括各方之间的谈判。符号和连接没有正式定义，可以随着我们项目的推进而组成。许多图形软件可用于绘制框架图。

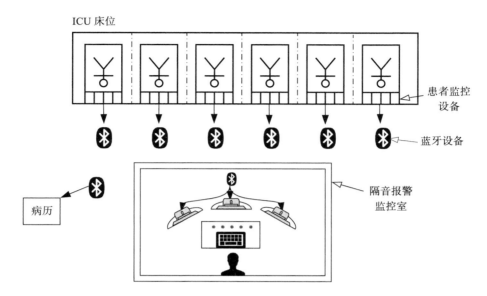

图 2-6 显示子系统和接口的系统视图 1 示例

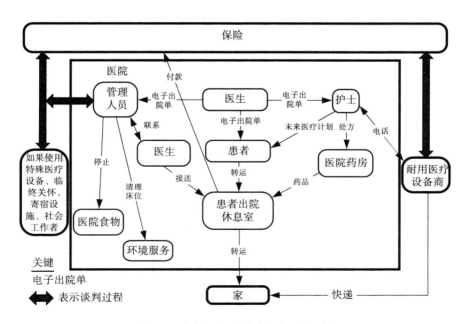

图 2-7 患者出院前与各方进行沟通示例

- 来源 – 输入 – 流程 – 输出 – 客户（SIPOC）图

来源 – 输入 – 流程 – 输出 – 客户（Source-Inputs-Process-Outputs-Customers，SIPOC）图在分散的医疗保健操作中特别重要。它非常适合精确说明给定活动（流程或任务）的输入和输出。该图显示了从来源到相关流程的输入信息流，以及流程创建的输出数据并发送输出的客户或目的地。每个图表必须仅描述单个流程、任务或活动。输入和输出都是信息。来源和目的地可以是个人、组织节点（如临床实验室）、部门或电子病历系统。如果流程需要得到主管的批准或"签名"，我们会通过图表中的控制框指示该活动。

在医务人员（通常是护士或医院管理人员）必须反复与不同相关方互动、从其中一些（来源）接收信息（输入）、处理信息（过程）并发送信息的常见情况下，来源 – 输入 – 流程 – 输出 – 用户已经证明了自己。输出给其他相关方（客户或目的地）。图 2–8 显示了一个通用的来源 – 输入 – 流程 – 输出 – 客户图。

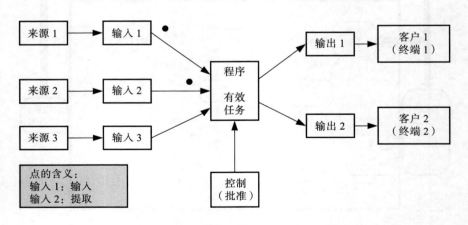

图 2–8　通用来源 – 输入 – 流程 – 输出 – 用户（SIPOC）图

SIPOC 图中可能会显示其他信息，指定谁负责信息传输：谁将信息推送到流程的输入源，还是从输入源中提取信息。例如，我们可以显示谁负责在流程与其目的地之间发送信息，是流程在推动它，还是客户在拉动它。这可以在 SIPOC 中通过箭头右端的简单点轻松指示。一个给定的源可以创建多个输入。多个输出都能到达给定目的地。

在单个 SIPOC 中可以显示任意数量的输入、源、输出和目的地，但每个 SIPOC 必须只有一个进程。图 2-9 说明了出院护士进行的出院流程的 SIPOC 示例。护士从主治医生处接收患者出院通知（输入），并通知患者、耐用医疗设备供应商、药房、运输商和负责病历的人员。出院护士的工作由护士长监督（简单起见，我们省略了和特殊医疗设备商和其他医疗照护人员的沟通）。

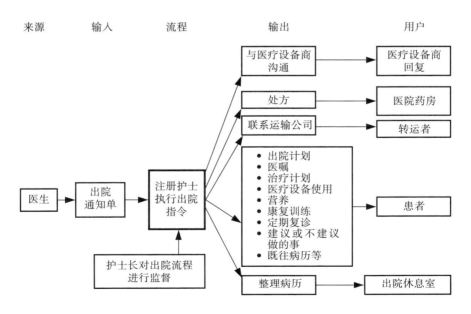

图 2-9　患者出院 SIPOC 图

SIPOC 图在分散的医疗保健流程中表现出了非凡的效用，在该流程中，相关方，通常是负责患者或其护士的医师或护士协调员（通常称为导诊护士），或者管理员必须反复与大量患者的多个相关方联系。作者曾见过一些诊所和医疗机构，在这些机构中，SIPOC 的缺乏导致医疗机构内严重的混乱、延误、处理失当、挫败、医务人员职业倦怠和患者安全风险。一个简单的 SIPOC 倾向于"清理"活动，使其非常直观地知道需要哪些信息以及由谁提供这些信息。

SIPOC 可以显示在一系列后续过程中，或者显示为一个网络，其中一个输出作为另一个的输入。然而，将不同的 SIPOC 彼此分开，而不是将它们混在一起，这是至关重要的，因为这只会导致混淆。让我们再次重复：每个 SIPOC 只显示一个进程。

SIPOC 应用的一个很好的例子是加州大学洛杉矶分校的健康项目，该项目整合了高度分散的青少年和青年（adolescent and young adult，AYA）癌症治疗过程。这一过程涉及许多活动：癌症治疗、心理健康、社会支持、经济支持、临床试验、生育保护，以及数千名内心充满恐惧和困惑的年轻患者的其他活动。每年有数千名这样的患者接受治疗。医学博士 S.Speicher 请一名护士对系统进行了整合，该护理人员使用一个改进的电子病历信息系统，这个系统遵循几个定义明确的 SIPOC 流程（ https://sean-story.wistia.com/medias/bs62oygize ）。

（八）风险与机会管理

简单地说，风险管理就是主动识别系统设计中"可能出错的地方"，并阻止它。风险是一种潜在的问题或威胁，可能影响相关系统的性能、成本、进度或其他目标的能力（Lockheed Martin，2020）。积极主动是良好管理的口头禅，它能确保我们不会对糟糕的结果感到惊讶，并有足够的时间来预防，或在其发生之前减轻它们。风险管理的另一种选择是什么都不做，即反应式管理，也被称为危机管理，这种管理方式是在不良事件发生后才尝试纠正措施（如果还可以纠正）。不良事件通常不是静态的，它们往往会扩大到危机的程度，一个问题会产生其他问题等。最近流行的启发式测试表明，反应式管理需要大量的资源，以及更高水平的专业知识来处理由此产生的危机，并导致延迟、预算超支和所有涉及的挫折。

在风险背景下，我们可以将决策分为三个知识类别，即完全不确定性、相对不确定性和完全确定性。在完全不确定的情况下，我们正在处理"未知的未知数"，也就是说，我们甚至不知道我们不知道的事情。在这种情况下，即使是最好的风险管理也无济于事。在相对不确定的情况下，我们知道存在风险，并且我们有一些部分信息可以帮助我们评估和减轻风险。这是风险管理最有用的地方。完全确定性应包含在项目计划中，而不是风险分析的一部分。

专栏 2-6 列出了流行的风险类型（Walden 等，2015）。

专栏 2-6　常见风险类型（Walden 等，2015）

- 安全风险（对患者、卫生工作者、公众）。

- 不接受风险（相关方拒绝的风险）。

- 可保风险。

- 直接财产损失险。

- 间接财产损失。

- 法律责任。

- 人员风险（安全除外）和与工会冲突的风险。

- 财务和进度风险（医院的大楼可能无法按时完工……）。

- 技术风险（设备可能无法与我们的服务器连接）。

- 其他。

每个项目中风险构成的最佳判断者是项目相关方或其他受邀专家。管理经验很重要！我们需要避开两个极端，即缺乏经验和幼稚的员工期待"教科书式的表现"，而经验丰富的经理会认识到风险；反之，当焦虑的员工想将某些未知因素归类为风险时，经验丰富的经理会通过工作实践找到一种简单的方法将未知转化为确定性。然而，如果有疑问，过度谨慎表明将未知视为风险是错误的。将不存在的未知作为风险包括在内，只会带来很小的浪费；没有认识到真正的风险可能是重大问题的根源。

风险由两个变量描述：可能性和影响。可能性是风险发生的概率。影响是对风险严重性或给定风险发生时的损害（进度、成本、安全等）的度量。可使用以下语言描述在 1～5 分的范围内估计可能性和影响（Lockheed Martin，2020）。

价值评分	可能性或影响的价值描述
1	可以忽略不计的
2	小的
3	适度的
4	高的
5	很高

理论上，我们可以根据定量证据来估计可能性和影响。如果这些值可用，就可以使用它们。然而，在一个典型的项目中，我们并没有足够的证据。经验表明，1～5 分很好地满足了项目需求。即使具体风险值仅被估计为"有根据的猜测"作者的经验表明，在精益医疗项目中胜任的不同相关方在可能性或影响估计上可能会因规模上的一个单位而有所不

同，但很少超过这一点。在项目中，这种级别的精确度已经足够了。对每种风险的认识、了解其机制以及在其造成损害之前减轻风险的能力，远比准确评估风险可能性或影响的能力重要得多。

应通过明确定义的行动减轻（尽可能地预防或减少）每个已识别的风险，并且每个风险必须作为任务分配给个人（而不是组织），直到风险得到解决。个体应负责跟踪风险，及时采取有效的缓解措施；同时在风险出现前期迹象时向项目相关方发出警报，并在风险不再存在时报告。

机会管理是风险管理的"镜像"。机会是指潜在的增强或积极影响，可提高项目交付机会或满足其性能、成本、进度或其他目标的能力（Walden 等，2015）。虽然风险代表不希望发生的事件，但机会代表希望发生的事件。我们可以利用这些事件丰富项目。例如，在设计新的人群健康活动以解决患者的糖尿病问题时，系统设计的延迟可能会导致患者因疾病和竞争而失去，而早期交付可能会为挽救一些患者和让一些患者退出竞争提供机会。机会的特点是具有相同的可能性和影响等级，分值为 1～5 分，其中 5 分表示最坏的风险和最高的机会。

风险或机会管理以表格和矩阵的形式呈现，如图 2-10 所示。对于表中的每个风险，我们提供了一个概要描述、可能性和影响值、减轻风险策略的概要以及减轻后的预期可能性和影响。重复一下，可能性和影响值都是经过评估的猜测，通常足以进行风险分析。相同的表格和矩阵用于机会管理，只有"风险"一词替换为"机会"，而"减轻"一词替换为"启用行动"。

对于风险，可能性和影响值的总和称为风险评估值。对于风险，8～10 分的值被视为高风险，6～7 分被视为中度风险，1～5 分被视为低风险。对于机会，8～10 分被视为高机会，6～7 分被视为中等机会，1～5 分被视为低机会。在图 2-10 的矩阵中，它们传统上分别以红

#	风险文本	可能性	影响	减轻风险	减轻后的可能性	减轻后的影响
1						
2						
3						

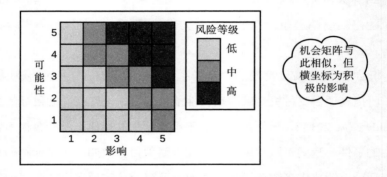

图 2-10　风险管理表和图形矩阵模板

色、黄色和绿色显示。矩阵中的每个风险或机会位置由风险或机会编号表示。每个风险或机会都应显示在两个单元格中，一个在计划的缓解或启用行动之前，另一个在之后。将"之前"单元格连接到"之后"单元格的箭提供了一种简单的视觉方式来显示每个风险（机会）缓解或启用。

图 2-11 说明了风险分析如何适用于我们改善患者出院情况的示例。为简单明了，仅显示了一种风险。该项目要求每年从每个合作的特殊护理设备商中邀请一名高级特殊护理设备经理，主动协商下一年的入院条件，以便在有床位时可以立即免费将新患者入院给指定的特殊护理设备商，工作人员对这项行动没有动力毫无疑问。已识别的风险是一名或多名特殊护理设备经理可能拒绝合作。缓解措施是放弃不合作的特殊护理设备商并选择另一个。

#	风险文本	可能性	影响	替代方案	替代方案的可能性	替代方案的影响
1	特殊护理设备经理拒绝协商	3	5	与其他特殊护理设备商沟通直至成功	2	1

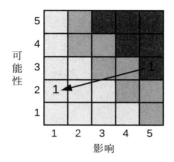

图 2-11　风险管理实践——以特殊护理设备沟通为例

本例中的一个机会可能是，如果所有或大多数特殊医疗设备商拒绝合作，我们的医院可能会决定创建自己的特殊医疗设备。

对于更复杂的风险 / 机遇，项目团队应保持每个风险或机遇的在线文档列表。

- 风险或机遇序列号，分别用字母 R 或 O 标注。
- 风险或机遇描述。
- 减轻或支持战略。
- 减轻或启用行动前后的可能性和影响。
- 负责监控和减轻风险或机遇并向项目经理报告的个人。
- 风险或机遇监控事件的日志。

（九）验证和确认（V&V）

如图 1-4 所示，在项目的这一阶段，已经创建、构建并分析了相关系统的风险和机遇。现在是验证它是否足够好的时候了。我们通过两个活动来实现这一点，即验证（verifification）和确认（validation）。两者可以通俗地称为 V & V。对两者之间差异的非正式解释包括以下内容[10]。

- 验证确保系统正确构建。
- 确认构建了正确的系统。

验证过程的目的是提供系统要求的客观证据。在"三、未来状态设计（DoFS）（二）项目需求"之后重复。验证方法包括测量、观察、演示或分析。验证必须有一个结果：通过或失败。不允许有其他的可能性。如果仍然存在任何疑问，则表明需求的表述不正确，缺乏明确性、准确性、单一含义或过于含糊，或者验证方法不充分。如果有任何要求未通过验证，则必须重新设计相关系统。

一旦所有需求都通过了验证，我们就将项目推进到确认阶段。进一步确认项目目标已经实现，即相关系统提供了预期的功能和性能。验证是一个获取和记录充足证据的过程，以合理地[11]保证相关系统是做（或将做）预期和需要的事情（INCOSE，2019）。

理想情况下，验证应由预期用户在新相关系统的试验阶段执行。然而，项目执行人可能和实施人员不同。项目执行人可以创建新的方法、建议、程序、标准、检查表等，并将其交给医院、诊所或健康团队实施。当实习生或学生在一个学期内执行项目时，往往没有足够的时间来实施和验证项目。在这种情况下，应邀请专家来进行专业判断并进行初步验证。作为项目的交付成果，可能需要相关系统验证的详细计划。

几位作者在（INCOSE，2019）联合版中描述了验证和确认的良好实践经历。

四、实施

（一）未来状态定义的实施

实施是精益医疗系统工程的最后一环，此处我们将新的未来状态定义付诸实现。这可能包括下面一系列内容（考虑到的医疗项目的复杂性，我们不尝试去提供一个完整清单，仅以下列内容作为示例）。

- 准备实施计划，也即我们的具体工作，包括做什么、什么时候做、谁来做、怎么做、在哪做。与"三、未来状态设计（DoFS）（三）项目中需解决的问题"一样，我们能够在实施阶段提出类似的疑问。
- 准备培训材料（幻灯片、视频、手册、清单、程序要求、标准等）。
- 购买相应设备、材料。
- 选择培训人员及受训用户，并进行培训。
- 确保培训目标实现（如有必要，应在培训结束后安排测试）。
- （在试用阶段）指导用户。
- 将 IT 系统及电子病历系统相关部分加密。
- 设置服务热线以解决复杂 IT 或设备相关问题。
- 结果评估，以确保工程实施的有效性。

除有效性外，我们建议每一个精益医疗系统工程在终止前都做详细的对比表。通过定性描述或定量的赋值分析，明确对比目前状态与已实施未来状态下相关系统特征的差异，这些特征可能包括以下情况。

- 患者、医疗工作者及公众的安全性。
- 新系统的医疗效能。
- 成本、产出时间、时间损耗。
- 系统承载量。
- 所需工作强度。

- 相关方满意度（需要经过完善的调查，并获得反馈数据）。

应该使用表格对比目前状态及已实施未来状态下的这些特征。我们尽量使用数值或定性描述符进行描述。针对相关方进行的调查可以用来获得反馈数据。

（二）改变管理

每一个精益医疗系统工程都为目前状态带来一定改变。难免有部分人已经适应了目前状态下的工作环境，所以对改变的发生并不积极。改变甚至可能是令人恐惧的；新的未知的往往让一些人望而却步——他们怀疑自己能否适应新的工作环境，同时也质疑新举措的必要性和实效性。因此，精益医疗系统工程的一个重要部分就是去说服所有相关方：时间精力的投入是值得的。提高患者安全性、提高服务质量这两点就足够有说服力。如果某一项目更强调财务回报，通过商业案例的形式呈现成本收益分析，计算投资收益及投资回报期也许是可行的。

如何实现从现有状态到未来状态的知识体系被称为改变管理，这一概念超出了本书目前的讨论，读者可以从很多教科书及网络文献中进行了解。改变管理是精益化转变中的标准环节，我们可以从关于医院（Graban，2012）及关于非医疗企业（Womack 和 Jones，1996）的论述中找到示例，也可以就说服技巧进行了精彩的讨论（Gladwell，2000）。

我们还需要提示一点：精益医疗系统工程的建设者可能会成为医疗体系内的"异类"。我们志在找到现有系统的问题、浪费和症结，并积极寻求解决。然而，系统提升的关键在于提供帮助、提出依据，而非强势推行。我们应避免将研究得出的结论强加在当地医疗体系及相关人员身上，这会疏离我们与职业共同体之间的关系。对于医疗系统工程的年轻研究者，他们充满热情想要创造改变、革新体系，但是因为经验缺失，他们还不具有说服的智慧。这一点提示对他们更为适用。

（三）与兄弟单位共享成果

如前所述，医疗项目一般由单一诊所、单一医院科室和实验室的小组来完成。在项目为该组织创造成果后，将之在整个医疗系统内与兄弟单位分享是极为有益的 [12]。分享是知识成果传播的最节约的方式；通过分享，系统内的其他单位迅速获得赋能，整体系统的竞争力因而提高。分享使得高效联合替代不健康竞争，也能够规避重复投入造成的无效成本。体系创新应当大力推动这种分享，每一个大型医疗系统都应该为这种分享创造土壤，相关机制可能包括以下内容。

- 宣传成功项目的途径，如专用网站、通讯简报。
- （为兄弟单位提供的）线上形式的培训。
- 线上共享数据库。
- 关于系统运行、面临挑战及取得成效的对标交流会议。
- 以上事项的专职协调人员。
- 如果某项目特别成功，应该激励其发起人做专项汇报。

（四）伦理

精益医疗系统工程不能缺少医疗伦理的部分，确保患者福利以及妥善治疗病患一定是最重要的伦理要求之一。在项目实施中，我们应当阐明，为什么整个项目建立在坚实的伦理框架上，以及谁将以何种形式收益。由于我们不会创造独立的"医疗服务"或"精益医疗系统工程"伦理准则，应当借鉴 AMA 发布的《医疗伦理准则》（专栏 2-7）。下面引用了这一准则，包括以下 12 个标题，每一标题都链接到具体解释的 AMA 文件。

专栏 2-7　医疗伦理准则

- 医疗伦理相关原则（患者自主决定权、不伤害、善行和公正）。

- 医患关系伦理。

- 知情同意、沟通与决定伦理。

- 隐私、保密及医疗记录伦理。

- 基因及生殖医学伦理。

- 临终关怀伦理。

- 器官交易及移植伦理。

- 医学研究与创新伦理。

- 医师道德与社区健康。

- 专业自治伦理。

- 跨专业关系伦理。

- 保险及医疗服务供给伦理。

注意事项

[1]　该作者是系统工程学教授，现在专门从事医疗系统工程，拥有超过 40 年的学术研究经验。在最初的 30 年里，他坚持硕士的关键项目由学生以专业书面报告和幻灯片来展示。观察到学生写作技能的稳步下滑，并且在编辑报告以达到专业标准方面花费了太多的时间，作者意识到，成果展示形式可以优化。因此，在 2014 年，他做出了一个突破性的决定，使书面报告作为备选项，只要求 50～60 幻灯片。读者可以在下面网页上查看其研究生的成果展示：https://cse.lmu.edu/graduateprograms/hse/msstudentcapstoneprojects。　基于此，作者建议精益医疗系统工程项目通过演示文稿来展示，这当然包括详尽的附件。

[2]　正如 COVID-19 疫情明确展现的，包括未被记录的个人。

[3]　例如，在最近的 COVID-19 疫情中，系统思维将促使我们思考整个疫情形势，包括所有参与诊疗的医务人员、感染特征、感染防护、公共卫生风险、检测能力、群体免疫、死亡率、遗体处置、医院收治能力、急救能力、防护措施、出行及聚会限制、困难人群救助，以及对全球、国家、当地经济的整体影响，而不仅是思考医疗行为本身（预防、检测及救治），每一位经历过这次疫情的读者都理解这些事项并可以添加更多内容。

[4]　该作者曾参与一项多年期临床研究，根据一手经验确认每一单独时间都实际发生。

[5]　这些仅仅是目标。在下一阶段，具体要求将会从目标基础上，以更严格的形式写成，并可被证实为成功或失败。通常，每一项要求都会明确实施的程度、截止日期等。本书在"项目需求"部分具体阐述了此类要求。

[6]　在跨学科领域整合碎片化元素的能力是发明系统工程最初的动机。

[7]　与本部分演示文档最后一页。

[8]　容忍一些人的自作聪明之举是不明智的，特别是那些高级管理人员，在没有充分考虑所有选项的情况下就对项目团队施加结论，这是应当纠正的。

[9]　作者建议使用标准观点的组合来让这一概念更清晰，且不过于强调对 DODAF 观点完全的同意。

[10]　这种说法被认为源于彼得德鲁克："经理人正确地做事，领导人做正确的事"。

[11]　"合理"这一用语有法律内涵，并被用于法律案件中，意思是"一个有合理经验的，受教育的，有行为能力的人会确认……"。

[12]　作者强烈认为广泛且免费地分享医疗健康知识有益于社会；因此，他建议减少对相关知识传播的限制。

第 3 章　医疗保健促进工程的精益推动项目

本章包括 63 个医疗保健促进工程的精益推动项目。每个推动项目都是作为一个改善工作流程、医疗照护或手术操作的独立工程。每个推动项目都包含精益医疗系统工程主要运用步骤的摘要。每个推动项目都是基于"消除浪费、提升价值、遵循公认的方法"（Oppenheim，2011；Oehmen，2012）的精益思想。所有临床环境的精益推动项目都是按照前述内容的顺序列出。

每个精益推动项目表都包含内容。

● 项目名称

● 挑战 / 浪费

这些标明了典型的挑战和浪费。挑战指阻碍成功，导致沮丧、职业倦怠及浪费的问题、因素或环境。所有列出的浪费均遵循精益分类标准（Womack，1996）。

● 目标 / 解决方案

此项列出了项目改进目标和解决建议的关键点。

● 相关系统（SoI）和相关方

相关系统（SoI）是由人员、组织机构（如实验室）和工具（包括电子病历）所组成的整体。

相关方包括了在 N^2 矩阵中的主要人员、部门或组织，以及导致利益系统分裂的因素。

● 影响范围

影响范围是指受项目步骤支配的项目元素、活动或相关方。

- 外部因素

此项列出了可能会影响或受系统影响的因素，且这些因素并非系统的组成部分。

- 非影响范围

非影响范围是指项目步骤中排除的项目元素、活动或相关方。

- 主要风险

所列包括了项目执行过程中的主要风险和项目结果中可预见的风险，均应在项目中予以缓解。

- 价值 / 预期效益

此项列出了项目价值和项目的主要收益。

- 参考文献

所引用的文献，或者支持项目意图，或者推荐作为项目的背景读物。"无可用"是指作者无法查到任何相关引用。在第 3 章表格中列出的全部引用均已在参考文献专章中列出。

- 备注

这个空白项为读者做笔记提供了空间。

注意：虽然作者一生的经验表明，不同医疗机构的医疗问题往往是相似的（例如，几乎所有的诊所都面临类似的日程安排问题），但由于各地条件不同，不可避免的存在一些差异。因此，读者应该自行判断理解下表中列出的项目。这些项目仅作为示例列出，并且可以根据当地情况进行更改。这里特指的是表中的"相关系统""相关方""影响范围""外部因素"和"非影响范围"。由于单个项目可能使用这些细项的不同成分，以及它们之间的不同划分，因此列出的细项应该仅用作示例解释。我们建议，当读者在特定项目中遇到这些项目定义时，可以将这一部分暂时跳过，待项目知识储备完善以后再完成。换句话说：不要让这些项目定义拖慢项目的其余部分。

一、诊所

项目名称	（一）优化诊所排程
挑战 / 浪费	患者等候、安全隐患；诊次不足和预约过量的浪费；医务人员过劳；医疗服务供需不平衡；重症和轻症病例混合就诊造成的门诊时间延时；等待运送的延时；未满足的需求变化；远程医疗的利用不足。
目标 / 建议解决方案	1. 对排程人员在患者分诊及排程方面进行针对性的培训。 2. 制订日程以减少医务人员的职业倦怠。在日程表中，为关闭图表和收发邮件分配多次时间。 3. 根据患者的紧急程度和临床统计数据尽快安排患者。 4. 利用既往的统计数据来平衡诊次不足和预约过量问题。 5. 为非急症病例安排医生助理和护士，以代替医学博士。 6. 根据严重程度排程：日间优先轻症病例。 7. 按语种分类将非英语母语患者安排在一起，以便连线在线翻译。 8. 分 2 次提醒患者预约时间，在预约前 1 周发送卡片，预约前 1～2 天通过患者自己选择的方式发送短信提醒。 9. 与医务人员签订灵活的合同，以应对需求变化。 10. 促进远程医疗，减轻诊所负担。
相关系统和相关方	排班人员及诊所工作人员。
影响范围	诊所内的所有活动。
外部因素	外部检验场所、医院、药房。
非影响范围	诊所以外的检查和活动安排。
主要风险	1. 将重症患者安排给其他非医师医务人员（医师助理或注册护士）诊治。 2. 让重症患者等候看诊。
价值 / 预期效益	提高诊所效率，在不增加新资源的情况下优化资源利用，提供更多以患者为中心的照护，改善患者康复、减少沮丧，并减少医务人员的职业倦怠。
参考文献	1. Ansell, D., Crispo, J.A.G., Simard, B. et al. Interventions to reduce wait times for primary care appointments: A systematic review. BMC Health Services Research, Vol 17, pg 295. 2017. 2. Brandenburg, L., Gabow, P., Steele, G., Toussaint, J., Tyson, B. Innovation and Best Practices in Health Care Scheduling. Institute of Medicine of the National Academies. 2015.
备注	

项目名称	（二）减少空置诊室的浪费，提高诊室利用率
挑战／浪费	空间利用率低；工作时间多间诊室空置；护理人力资源未充分利用；患者及医务人员都在无效等待。
目标／建议解决方案	1. 如果目前建筑结构是走廊模式，可行的话应改为中岛式。医护工作站的布置和摆设，要做到合理兼顾，视线通达。 2. 取消为兼职医生配备专职护士，改为在医务人员中实行共享护士，以提高护理人力资源的利用率。 3. 取消专用诊室配备，面向全体医生开放所有标准化建设诊室（仅为确有必要的项目配备专用诊室），提升诊室利用率。 4. 布置设计诊室，以实现诊室空间、患者活动和状态的最大可视化。 5. 在前一位患者离开后，尽快清理诊间，当下一个患者进来时，立即为其进行查体和核对电子病历（疫苗接种、定期检查等）。 6. 采用可视化电子控制系统，提高诊间和医务人员利用率。
相关系统与相关方	诊所内的医务人员和诊室。
影响范围	诊所空间的建筑格局，诊所医疗资源和人力资源的管理。
外部因素	诊所外活动。
非影响范围	寻求项目执行预算。
主要风险	已习惯拥有专用诊室和护士的医生们的反对。
意义／预期效益	1. 更好地利用诊所资源。 2. 增加收入。 3. 缩短预约就诊等候时间，降低患者健康风险。 4. 提高患者满意度。 5. 增强竞争力。
参考文献	Kaiser Permanente，https://www.hdrinc.com/portfolio/kaiser-permanente-re-imagining-ambulatory-design，accessed Sept. 11, 2020.
备注	

项目名称	（三）发挥技术优势，提供远程医疗、咨询和翻译服务
挑战／浪费	1. 当远程医疗能够满足就诊需求，并且对患者来说更为方便时，许多面诊就成了浪费。 2. 仅使用音频翻译方式，而除音频外，患者和医务人员都更喜欢通过视频加音频进行交流。
目标／建议 解决方案	1. 在尽可能多的诊室中安装联网视频显示设备。 2. 安装一个医学宣教视频设备，按照医生的指示，为等待的患者播放。 3. 播放疫苗接种宣教视频。 4. 在提供远程医疗服务医务人员的办公室，为其提供联网及所有类似于 zoom、Signal、WhatsApp、WebEx 等可用于跨平台在线视频会议、信息交互的软件。 5. 培训医务人员使用远程医疗技术。 6. 为患者提供在线自学训练。 7. 通过诊室的视频设备，与顾问、翻译人员进行联系，对患者进行实时培训宣教。 8. 推广甚至直接分发给患者体征测量设备，包括血压、血糖、血氧，甚至包括电子听诊器／耳镜，以供患者在家使用，以备用于线上或电话问诊。
相关系统与 相关方	所有诊所医务人员，以及临床技术的出资人与管理者。
影响范围	诊室内的联网视频设备和医生办公室的通讯软件。
外部因素	外聘顾问、翻译人员、技术供应商。
非影响范围	与顾问、翻译人员、技术供应商签订合同。
主要风险	1. 来自医务人员，尤其是老一辈医务人员的抗拒心理。 2. 技术缺陷。 3. 互联网服务中断。
意义／预期 收益	1. 远程医疗提高诊所医疗资源的利用率。 2. 为大多数患者增加便利。 3. 在家使用远程医疗服务，消除了感染的风险。 4. 向患者播放宣教视频，从而改善诊所患者的总体健康状况。 5. 提高临床竞争力。
参考文献	Serper, M., Volk, M.L., Current and Future Applications of Telemedicine Optimize the Delivery of Care in Chronic Liver Disease. American Gastroenterology Association, 2018.
备注	

项目名称	（四）设计诊所空间，集中医生办公室以便沟通
挑战 / 浪费	医生办公室的传统设计是靠近他 / 她的诊室，但与其他办公室分隔较远，这导致了医务人员彼此隔离，医疗服务分散。
目标 / 建议解决方案	1. 重新规划空间，使医生办公室邻近聚集，并在工作区域配备微波炉和咖啡站。 2. 每个医生办公室都有他 / 她的工作电脑和私人空间。 3. 共享医学图书馆。 4. 促进实时、快速的非正式讨论（随着医学知识的增长，其重要性正在显著提高）。 5. 促进实时协调有利于照护的一体化和连续性。 6. 新的空间设置有助于提高部门会议和共同培训课程的成效。 7. 有利于职业倦怠状态下的友好合作和相互支持。
相关系统与相关方	医师和医师助理，以及相关医务管理人员。
影响范围	医务人员办公室的安置，医生办公室的设备（工作电脑和书架）。
外部因素	病区、护士站、互联网技术。
非影响范围	不适用。
主要风险	来自某些遵循传统的医务人员的阻力。
意义 / 预期收益	1. 便于实时讨论（对于医学知识增长的重要性正在显著提高）。 2. 加强实时协调，有助于照护的一体化和连续性。 3. 更易于部门会议和培训课程的组织。 4. 提高职业倦怠状态下的合作和支持水平。 5. 改善社交环境（共用微波炉和咖啡站）。 6. 分担成本，也因此分享更加丰富的医学图书馆资源。
参考文献	McGough, P.M., Jaffy, M.B., Norris, T.E., Sheffield, P., Shumway, M. Redesigning Your Workspace to Support Team-Based Care. American Academy of Family Physicians, 2013.
备注	

项目名称	（五）安排护士导诊／协调（"N/C"）台指导患者完成分散复杂的照护步骤（例如，在青少年和青年肿瘤诊所，就肿瘤知识、其他医疗活动、社会工作、生育保护、心理健康和费用咨询进行指导）
挑战／浪费	许多患者无法遵医嘱进行复杂的照护活动。他们因为太过恐惧、害怕或者无法进行照护，造成严重的，有时甚至是疾病后果。
目标／建议解决方案	1. 应指定并培训一名导诊／协调护士，监督、建议和指导每一位患者完成整个流程，实时登记，并向患者发送通知。 2. 必须完善电子病历系统，使患者的诊疗进程和状态方便可视。 3. 使用 SIPOC 模型工具整合全部医疗照护，定义每个医疗照护阶段的来源－输入－流程－输出－客户流程图。所有相关人员都应当接受培训，以确保普遍掌握 SIPOC 流程图。 4. 患者应当在照护开始时就被纳入系统并监测，直到他们选择退出或疗程结束。
相关系统与相关方	1. 导诊／协调人员。 2. 导诊／协调人员的培训者。 3. 参与照护的所有部门管理人员或代表。 4. 医疗照护专家。 5. 改进电子病历的 IT 人员。
影响范围	所有医疗照护活动，电子病历系统。
外部因素	不属于指定医疗照护流程的医疗和社会工作部门。
非影响范围	不同医疗照护部门的内部管理。
主要风险	1. 处理失当，患者未做登记或未遵照导诊／协调人员的指引。 2. 患者数量过多，超出指定导诊／协调人员的负荷能力。
意义／预期收益	1. 患者照护的一体化和连续性。 2. 减少部分患者的困惑和恐惧。 3. 减少不同合作部门医务人员之间的混乱状态。 4. 减少等候，优化患者的医疗照护。 5. 减少沮丧，减少职业倦怠。
参考文献	1. Speicher, S. https://sean-story.wistia.com/medias/bs62oygize, accessed Sept. 11, 2020. 2. Doucet, S., Luke, A., Splane, J., Azar, R. Patient Navigation as an Approach to Improve the Integration of Care: The Case of NaviCare/SoinsNavi. International Journal of Integrated Care, 2019;19（4）: 7. 3. Carter, N., Valaitis, R.K., Lam, A., Feather, J., Nicholl, J., Cleghorn, L. Navigation Delivery Models and Roles Of Navigators in Primary Care: A Scoping . BMC Health Services Research, Vol. 18. pg 96, 2018. 4. Rama, F. D. Role of a Nurse Navigator and Care Pathways in an Integrated Prostate Cancer Care Program. Journal of Clinical Pathways, Vol. 5. No. 7. pg 33–38, 2019.
备注	

项目名称	（六）持续发展电子病历，以提高用户友好性、实用性、易用性，整合全球范围内的患者、医务人员、护士、检查检验、药房和支付方
挑战／浪费	1. 电子病历缺陷使用户产生沮丧。 2. 电子病历的设计目的是为了计费，而非医务人员、患者、护士、检查检验、药房、支付方和研究人员的整合。如不改进，该系统就会被使用者抛弃。 3. 许多电子病历系统添加了无用的数据输入和读取工作，没有闭环，缺乏协同性、可推广性和精细度。
目标／建议解决方案	1. 持续发展并改进系统，有序施压推动持续的系统更新。 2. 组建一个专注的、稳定的改进团队。 3. 定制开发系统。 4. 不断提高用户满意度和协同性。 5. 为本地用户提供小项目的系统修改。 6. 为了患者安全，确保患者信息在跨系统、州和国家间实现安全传输。
相关系统与相关方	1. 电子病历供应商。 2. 互联网技术系统支持小组。 3. 将所有用户组建分组（如特定专业的医务人员）。
影响范围	电子病历修改完善，用户组。
外部因素	其他电子病历系统，其他医学中心。政府。
非影响范围	新电子病历系统的采购。
主要风险	1. 成本。 2. 来自电子病历供应商的阻力。 3. 修改可能会破坏普遍性和集中性。
意义／预期收益	逐步完善系统，使之成为让尽可能多的用户实时广泛使用的理想工具。
参考文献	Klas Arch Collaborative Reports on EMRs, https://klasresearch.com/reports, accessed Sept. 11, 2020.
备注	

项目名称	（七）在工作时间内采用在线实时翻译设备，在诊室使用视频设备
挑战／浪费	1. 缺乏翻译人员，必要时无法与不讲英语的患者沟通。 2. 缺乏稀有语言的翻译人员。 3. 电话翻译通常不完善，难以理解。
目标／建议 解决方案	1. 与翻译人员签订合同，在规定的时间内随叫随到。回顾不讲英语的 　患者使用的语言，将这些语言的翻译人员添加到数据库中。 2. 如果翻译人员的工作时间无法涵盖诊所的工作时间，需要诊所排程 　人员协调患者、医生和翻译人员三方的时间。 3. 在诊室使用视频设备进行翻译。 4. 选择与诊所使用相同视频软件（Zoom、WebEx、Facetime、WhatsApp 　等）的翻译人员。 5. 培训医务人员（或办公室工作人员）安排视频会议进行翻译。
相关系统与 相关方	翻译人员、管理员、排程人员、视频设备和互联网技术人员。
影响范围	翻译人员及设备的工作质量和利用率。
外部因素	翻译人员的家庭办公室。
非影响范围	与翻译人员就在工作时间外的工作事宜签订合同。
主要风险	1. 缺乏稀有语种的翻译。 2. 协调医务人员、患者和翻译人员三方的时间排程可能会延误患者 　就诊。
意义／预期 收益	实时有效的翻译有助于良好的医疗照护和患者满意度。
参考文献	1. Masland, M.C., Lou, C., Snowden, L. Use of Communication Technologies to Cost-Effectively Increase the Availability of Interpretation Services in Healthcare Settings. Telemedicine Journal and E-Health, 2010. 2. Albrecht, U., Behrends, M., Matthies, H.K., Jan, U.V. Usage of Multilingual Mobile Translation Applications in Clinical Settings. JMIR Mhealth Uhealth, 2013.
备注	

项目名称	（八）提供现场辅助服务（采血、小型 X 线仪、心电图仪、超声仪、药房）
挑战 / 浪费	缺乏现场辅助服务，会耽误患者的时间，延迟诊断和治疗，并造成患者动作和运送的浪费，给患者带来不便。
目标 / 建议解决方案	1. 安排现场抽血和样本运送。 2. 配置移动式 X 线设备。 3. 配置移动超声工作站和心电图设备。 4. 设置药房，准时配发非库存药品。
相关系统与相关方	患者、医务人员、采血人员、影像检查技师、药房工作人员。
影响范围	设备和服务的现场管理。
外部因素	主要设备检查项目和特殊检查项目。
非影响范围	主要设备（MRI、固定式 X 线检查等）。
主要风险	1. 患者数量少可能无法保证设备和药房的项目论证。 2. 当地小型药店的可用库存。
意义 / 预期收益	1. 为患者提供所有便利服务（除主要检查设备外）都可在现场及时进行检查。 2. 为患者、医务人员及诊断和治疗节省时间。
参考文献	Chenoweth，D.H.，Garrett J. Cost-Effectiveness Analysis of a Worksite Clinic. American Association of Occupational Health Nurses，Vol. 54. No. 2.，February 2006.
备注	

项目名称	（九）合理宣教患者，打印治疗、药品和行为的全面说明， 减少重复就诊
挑战／浪费	可避免的重复就诊会造成多种浪费：等候、动作和运送、系统生产过剩的浪费，患者缺陷（安全风险），以及负荷过重和给所有相关人员带来的不便。
目标／建议解决方案	1. 建立系统，告知患者在家的照护须知、该做和不该做的事、药物的使用、预期的治疗进展等。设计标准化的模板、清单和表格，打印好在离开诊所时交给患者。通过简单沟通确保患者理解相关内容。 2. 创建一个 IT 系统，高效打印全面的就诊总结、用药说明、随访说明、检查清单、警示及习惯更改说明。 3. 通过技术手段实施以上方案。
相关系统与相关方	医生、诊所员工、IT 部门。
影响范围	设计医疗说明书、IT 项目来准备打印的模板。
外部因素	无。
非影响范围	患者在诊所外的行为。
主要风险	1. 对于小型独立诊所来说，这是巨大的成本和工作量。 2. 表格上缺少或不明确的信息有可能导致医疗事故。
意义／预期收益	1. 减少可避免的就诊次数。 2. 指导患者对自己的健康行为和行动负责。
参考文献	1. Marcus, C. Strategies for Improving the Quality of Verbal Patient and Family Education: A Review of the Literature and Creation of the EDUCATE model. Health Psychology and Behavioral Medicine, 2014. 2. Vernon, D., Brown, J.E., Griffiths, E., Nevill, A.M. Pinkney, M., Reducing Readmission Rates through a Discharge Follow-Up Service. Future Healthcare Journal, June 2019.（This text is for hospitals, but also applies to clinics）.
备注	

二、医院（手术室和急诊除外）

项目名称	（一）简化急诊收治入院流程
挑战 / 浪费	1. 急诊（emergency departments，ED）患者住院延迟。 2. 患者在急诊滞留时间过长，导致急诊接诊能力下降。 3. 患者的安全风险。 4. 过度医疗。 5. 住院医师的奔波浪费。
目标 / 建议解决方案	1. 避免住院医师赴急诊去批准住院申请。信任急诊重症监护医师，避免等候住院医师至急诊。住院医师可通过医院电脑查看急诊医生的电子病历记录，可能只需与急诊医师进行电话沟通。 2. 只有遇到极少的特殊病例（如需要查看肤色）需要住院医师赴急诊亲自会面才是合理的。 3. 为住院医师提供可视化控制及呼叫信号，能让其在收到接收患者住院申请的 5 分钟内，开始为患者评估病情。 4. 允许 ES1（最严重）及可能的 ES2 患者无须评估直接入院。 5. 利用医师进行预检分诊（医生需要进行医学筛查，以立即评估患者的严重程度。因此，可进行预检分诊）。医师立即开具检查并进行初步治疗。 6. 减少急诊和医院员工之间在接收患者时的程序化交接流程。消除竖井和竖井中的属地意识（译者注：也叫作竖井心理、筒仓心态、孤岛思维，是指各自孤立，仅关注自身，缺乏团队沟通协作的心理状态）。将共享办公室分配给负责接收住院决策的医师，以便立即进行诊断和治疗。更优方案：将决策统一整合到一个训练有素的人身上。
相关系统与相关方	参与患者住院事宜的急诊人员、医院行政管理人员和医务人员。设计可视化控制系统进行双方的信息化辅助。
影响范围	相关人员之间的协调，碎片化决策的整合。
外部因素	将患者转至其他医院。
非影响范围	医院空床情况。
主要风险	急诊重症监护医师误诊（预期可能性较低）。
意义 / 预期收益	1. 提高患者接收速度。 2. 减少安全风险。 3. 提高急诊和医院床位利用率。
参考文献	Algauer，A.，Rivera，S.，Faurote，R. Patient-Centered Care Transition for Patients Admitted through the ED：Improving Patient and Employee Experience. Journal of Patient Experience，May 2015.
备注	

项目名称	（二）优化计划、协调，减少时间浪费和碎片化，整合院外相关合作人员
挑战／浪费	1. 寻找所需的非全日制员工所浪费的时间。 2. 因所需人员不到位造成的安全风险。 3. 因无法找到所需人员或组织而导致医院员工情绪消沉，并因此造成延误。
目标／建议解决方案	1. 改进与相关合作／联合人员（医务人员和顾问、实验室、药房、采血、运送人员、翻译、支付方、技术人员等）的计划、协调和整合。 2. 为所有相关人员建立友好用户数据库，便于在需要时有便捷途径显示其手机、寻呼机号码及电子邮箱。 3. 利用控制显示屏提高活动和人员的可视性。 4. 组织医院和健康计划相结合的多学科医疗小组。
相关系统与相关方	与相关合作／联合人员（医务人员和顾问、实验室、药房、采血人员、运送人员、翻译、支付方、技术人员等）的全面合作。
影响范围	任何与医院有或可能以任何方式合作的利益相关者。
外部因素	对医院没有合作兴趣的个人和组织。
非影响范围	对医院没有合作利益的个人和组织。
主要风险	浪费过多的时间和努力，尝试与相关人员确立联系。
意义／预期收益	1. 能够实时联系相关所需人员。 2. 减少等候。 3. 减少沮丧。 4. 减少安全风险。
参考文献	Enthoven, A.C. Integrated Delivery Systems: The Cure for Fragmentation, American Journal of Managed Care, December 2009.
备注	

项目名称	（三）将大型医院空间重组为较小的单元，以便更好地查看每个单元中病房和医务人员
挑战 / 浪费	1. 对患者缺乏可视性，导致在需要时反应延迟。 2. 安全风险。 3. 流程烦琐造成的浪费。 4. 等候时间的浪费。 5. 过度医疗造成的浪费。
目标 / 建议解决方案	将大型医院空间重组为较小的单元，医护工作站位于各个单元的中心，所有的病房均可见，并确保工作站与每个病房间的步行距离较短。
相关系统与相关方	医院行政管理及员工。
影响范围	整个医院建筑和员工。一次只处理单一医院部门的事务，以减少出现混乱。
外部因素	医院外的建筑物。
非影响范围	医院外的活动。
主要风险	整修翻新的成本，诊疗量和收入的暂时损失。
意义 / 预期收益	1. 极大改善医院布局，有利于改善患者可视性。 2. 提高患者所需的反应速度。 3. 减少流程环节浪费。 4. 减少安全风险。 5. 减少等候时间。
参考文献	Reiling, J., Hughes, R.G., Murphy, M.R., The Impact of Facility Design on Patient Safety. Patient Safety and Quality: An Evidenced-Based Handbook for Nurses, 2008.
备注	

项目名称	（四）缩短患者出院时间
挑战 / 浪费	患者出院时间过长、等候的浪费、医院空床的浪费、患者不满。
目标 / 建议解决方案	1. 建造适合卧床和坐轮椅的患者的出院休息室，并在休息室里进行所有的出院活动。 2. 使用导引护士，改善与住院期间出院管理人员的协作。 3. 提前与所有合作的专业护理机构、临终关怀机构和寄宿机构沟通，确认患者入院标准和实时通知可用房间，以便快速自动安置患者。 4. 提前与耐用医疗设备供应商确认，实时递送耐用医疗设备到患者目的地。 5. 改善与家属 / 看护者的主动沟通，减少患者等待接送的时间。 6. 尽早发出医嘱（一旦收到出院通知），以便在所需时及时拿到药品。 7. 创建患者离开病房后的即时环境服务系统，包括早期通知、及时清洁和重新补充。
相关系统与相关方	涉及患者出院的医院活动与医院相关方，以及每所合作专业护理机构、公寓、临终关怀机构和耐用医疗设备供应商的管理者。
影响范围	在院期间的出院准备活动，医院与上述机构之间的战略谈判。
外部因素	保险机构和出院后照护机构。
非影响范围	出院通知前的医院活动，院外机构的管理及支付方。
主要风险	合作专业护理机构和其他出院后照护机构的管理者拒绝签署合作协议。
意义 / 预期收益	1. 为新患者提供更多的病床，优化病房利用率，增加收入。 2. 提高患者满意度。
参考文献	1. Bresnick, J. Patient Navigators Shave Hours from Hospital Discharge Times; Patient Navigators May Be the Key to Reducing Hospital Discharge Times and Preventing Admissions Traffic Jams. Health IT Analytics, June 30, 2016. 2. Maguire, P. How to Streamline Discharges. A Medical Center Eliminates Discharge Bottlenecks in the Pharmacy. Today's Hospitalists, October 2018.
备注	

项目名称	（五）通过更好地整合碎片化的照护要素，加强协调、标准化、提供清单及相关培训，缓解医务人员职业倦怠
挑战 / 浪费	碎片化的照护要素、工作流程、沟通延迟、处理失当、沟通缺陷，以及其他安全风险因素、照护缺陷、护理延迟、再入院、不必要的重复就诊，以及一些其他系统缺陷，均导致医务人员压力过大、沮丧和职业倦怠。
目标 / 建议解决方案	1. 识别碎片化问题（碎片化照护要素、工作流程、沟通延迟、处理失当、沟通缺陷、其他缺陷以及相关缺陷接口）。 2. 使用精益医疗保健系统工程的流程进行跨接口整合，制订并实施缓解措施。 3. 随着系统被更好地整合，失落和风险逐渐减少，职业倦怠状况也将得到缓解。
相关系统与相关方	确认为上述碎片化要素一方主体的个人和组织。
影响范围	两个或多个碎片化要素之间的任意或全部接口。
外部因素	不属于整合对象的工作要素。其他因素导致的倦怠，如工作超负荷、过度加班、资源缺乏、法律曝光、管理不善、技术失灵、设备故障等。
非影响范围	超负荷工作、过度加班、资源缺乏、法律曝光、管理不善、技术失灵、设备故障。
主要风险	1. 因为偏向于接口一侧，缺乏整合解决方案。 2. "只见树木，不见森林"的片面看法。
意 义 / 预 期收益	优化工作要素整合，减少碎片化问题，改善护理，减少沮丧，减少职业倦怠。
参考文献	1. Zubatsky, M., Pettinelli, D., Salas, J., Davis, D. Associations Between Integrated Care Practice and Burnout Factors of Primary Care Physicians, Family Medicine, 2018. 2. Smith, C.D., Balatbat, C., Corbridge, S., Dopp, A.L., Fried, J., Harter, R., Landefeld, S., Martin, C.Y., Opelka, F., Sandy, L., Sato, L., Sinsky, C., Implementing Optimal Team-Based Care to Reduce Clinician Burnout. National Academy of Medicine, September 2018.
备注	

项目名称	（六）减少警报疲劳
挑战／浪费	1. 医疗设备频繁且具有攻击性的视觉和听觉警报常常使医务人员不知所措。 2. 这会导致警报疲劳：降低整体认知能力，缺乏对严重警报和平常警报的区分。 3. 患者们被警报声吓得精疲力竭，经常不必要地打电话给护士。 4. 未及时对严重警报做出反应造成安全风险。
目标／建议解决方案	1. 在每个医院单元创建一个警报中控室。 2. 将中控室交由技术人员管理。 3. 中控室应当封闭和隔音。 4. 发出警报的相关医疗设备通过无线（蓝牙或 Wi-Fi）或不明显的隐蔽电线向中控室监控屏幕发送信号。 5. 监控系统应当可以详细审查每个患者的警报，以及所有受监控患者的总体情况。 6. 技术人员应当能够在紧急情况下立即通知现场护士或应急人员。 7. 每个中控室每班配备一名技术人员，再加上一名巡回技术人员，以便在其他人休息、用餐和活动时进行替换。 8. 一旦中控室启动警报，应调低病床的警报声，将其更换为清晰可见的频闪灯，朝向天花板闪烁而非向患者或工作人员。 9. 以智能合并警报取代单个不协调警报，以减少警报总数和警报疲劳。
相关系统与相关方	1. 所有的病房和病床。 2. 所有带警报装置的医疗设备。 3. 所有医院楼层内的工作人员。 4. 建立的警报中控室的 IT 人员。
影响范围	所有医疗设备的视觉和听觉警报器。
外部因素	与病房医疗设备无关的电子设备。
非影响范围	不带警报的设备。 不能发出警报远程定位的设备。
主要风险	1. 中控室安装费用。 2. 技术人员在严重警报呼叫护士时缺乏反复性或即时性。
意义／预期收益	1. 安静的医院楼层环境。 2. 改善工作环境。 3. 病房中保持安静。

（续表）

参考文献	1. Paine, C.W., Goel, V.V., Ely, E., Stave, C.D., Stemler, S., Zander, M., Bonafide, C.P. Systematic Review of Physiological Monitor Alarm Characteristics and Pragmatic Interventions to Reduce Alarm Frequency. Journal of Hospital Medicine, December 2015. 2. Sendelbach, S., Funk, M. Alarm Fatigue：A Patient Safety Concern. Advanced Critical Care, 2013. 3. Solet, J.M., Barach, P.R., Managing Alarm Fatigue in Cardiac Care. Progress in Pediatric Cardiology, May 2012.
备注	

项目名称	（七）通过有效地为查房准备患者病历，提高查房效率
挑战 / 浪费	1. 通常由住院医师从电子病历系统中手动提取查房所需患者数据的时间损耗。 2. 手动抄录数据时的抄录错误。 3. 数据的手动过度处理。
目标 / 建议解决方案	1. 修改电子病历，以实现"一键式"操作即可快速打印查房所需的患者数据。 2. 确定要打印出来的信息。 3. 按照查房参加人员（医学生、住院医师、医师、护士、其他人）的数量，打印每个患者的数据。 4. 在查房前 60 分钟，打印出所有下一轮查房的所有患者的数据，以便给相关人员时间审查数据。
相关系统与相关方	电子病历团队。查房的所有参与者。
影响范围	查房所需查看的所有患者全部数据。
外部因素	院内其他活动。
非影响范围	除提取查房所需数据模块外的电子病历系统。
主要风险	信息系统故障，无法打印。
意义 / 预期收益	为所有参加查房的相关人员提供几乎实时利用患者信息数据。不需要从每个电子病历记录中手动提取信息数据，这很耗时，容易出现转录错误，导致从提取时间到查房时间的延迟。
参考文献	无。
备注	

项目名称	（八）减少再住院
挑战/浪费	1. 可避免的反复住院治疗导致浪费。 2. 医疗缺陷导致的再住院。
目标/建议解决方案	1. 直到患者病情稳定且做好了自我照顾或家属照顾的准备，才让患者出院。 2. 确保患者在目的地（家中或其他场所）能获得适当的照护。 3. 准备完善（更加全面易读）的出院信息，包括出院后照护指导及后续行动，确保患者/家属/照护人员能够理解指导说明。 4. 指导患者/家属/照护人员完成伤口照护和卫生。 5. 向每一位患者/家属/照护人员说明预期不适、康复过程及缓解措施。 6. 向其说明，看到警告信号就要来复诊。 7. 对居家患者进行电话回访。
相关系统与相关方	1. 患者/家属/照护人员。 2. 开具出院医嘱的主治医师。 3. 执行出院医嘱的护士和医院工作人员。 4. 若使用耐用医疗设备，则包括其供应商。
影响范围	任何与患者出院和再入院有关的医疗考虑。
外部因素	任何与患者出院决策无医学相关的考虑。
非影响范围	任何与患者出院无关的医疗考虑。
主要风险	1. 避免再住院。 2. 忽略导致再入院的医学条件。
意义/预期收益	1. 消除可避免的再住院。 2. 改善医疗照护，减少医疗风险。
参考文献	1. Vernon, D., Brown, J.E., Griffiths, E., Nevill, A.M., Pinkney, M., Reducing Readmission Rates through a Discharge Follow-Up Service. Future Healthcare Journal, June 2019. 2. Leppin, A.L., Gionfriddo, M.R., Kessler, M., Brito, J.P., Mair, F.S., Gallacher, K., Wang, Z., Erwin, P.J., Sylvester, T., Boehmer, K., Ting, H.T., Murad, M.H., Shippee, N.D., Montori, V.M. Preventing 30–Day Hospital Readmissions: A Systematic Review and Meta-Analysis of Randomized Trials. The Journal of the American Medical Association Internal Medicine, July 2014.
备注	

项目名称	（九）消除术后重症监护室内手术室医生和重症监护医师之间的矛盾医嘱
挑战 / 浪费	重症监护室（ICU）内，手术医师与重症监护医师开具的医嘱矛盾和更改，导致医疗风险、安全问题、员工感到沮丧和职业倦怠。
目标 / 建议解决方案	1. 把半封闭的重症监护室改造成为全封闭的重症监护室，以便进行更为持续的照护。 2. 继续使用半封闭的重症监护室，但协调手术室和重症监护室的医护人员相互紧密协作，在患者医嘱、清单、标准等照护方面达成一致。 3. 术后患者从手术室转入重症监护室时，应当交接相关的医疗数据（如失血情况）。
相关系统与相关方	手术室和重症监护室的医护人员。
影响范围	重症监护室术后医疗照护决策。
外部因素	手术室和重症监护室之外的医师。
非影响范围	手术室和重症监护室照护之外的医疗考虑。
主要风险	手术室的医护人员和重症监护室的医护人员无法达成一致。
意义 / 预期收益	1. 为患者提供更优质的持续照护。 2. 减少职业倦怠。 3. 缩短重症监护室内的住院时间。
参考文献	Chowdhury, D., Duggal, A.K. Intensive Care Unit Models：Do You Want Them to Be Open or Closed? A Critical Review. Neurol India，2017.
备注	

项目名称	（十）缩短病房周转时间
挑战 / 浪费	1. 等候环境服务（environmental service，EVS）人员到达并开始清洁。 2. 患者等候病房。 3. 病房清洁缺陷导致的安全风险。 4. 医院运行效率下降。

（续表）

目标/建议解决方案	1. 一旦获知患者出院时间，就立即通知环境服务人员，以便环境服务人员有时间准备。在患者离开时随即发出通知。 2. 患者还在病房时，环境服务人员准备好所需的全部东西，将布品和毛巾、房间用品、消毒用品、清洁工具放在便捷推车上。 3. 实践和完善精益转换技术（外部转换、内部转换）。 4. 为清洁车上的用品和物料制定 5 秒标准。 5. 训练环境服务人员"精益单分钟切换"，而不是强迫任何人更努力、更快速工作。 6. 实施有效的主动通知环境服务人员，最好是电子化的。 7. 为环境服务人员制订优先级标准（常规、紧急、极危）和清洁级标准（常规、传染、传染大流行）。
相关系统与相关方	1. 环境服务工作人员。 2. 与环境服务工作人员联系的护士。 3. 准备消毒和清洁标准的安全办公室人员。
影响范围	1. 环境服务工作人员。 2. 环境服务需要的所有用品物料供应。 3. 与环境服务人员的联系。 4. 处理环境服务的安全政策和执行标准。 5. 环境服务人员的培训。
外部因素	清洁用品、布品、毛巾、房间消耗品的库存。
非影响范围	1. 医院库存控制。 2. 院外空间（如通常不由环境服务人员清洁的回廊空间）。
主要风险	1. 环境服务工作人员的短缺。 2. 因环境服务人员培训匆忙和缺乏培训导致的安全风险。
意义/预期收益	1. 减少等待和房间打扫的时间浪费。 2. 提高医院床位/房间的有效利用。 3. 为等待住院的患者提供更快的医疗照护。
参考文献	Jafari, M., Reducing Turnover Time to Improve Efficiency in the Operating Room. USF Master's Projects and Capstones, 2017（note: this reference deals with OR turnover, but some tools and concepts also apply to hospital room turnover）.
备注	

项目名称	（十一）使用照护协调员，减少医院的碎片化
挑战 / 浪费	当相关人员之间的协调良好时，就能提供最好的照护。当一个患者的照护涉及许多活动和人员时，这一点就尤为重要。碎片化和协调缺乏容易造成安全风险、大量延误和等候时间、返工、生产过剩，以及动作与运送的浪费。
目标 / 建议解决方案	1. 在复杂的多功能治疗中，将一名医务人员置于"导诊护士"或"照护协调员"的位置，负责每位患者的照护。 2. 每班次安排一名医护人员负责每位患者的护理，交接班应有良好的协调。 3. 这个人要通过尽可能的"最大带宽"与其他医务人员进行协调。 4. 导诊人员应始终掌握患者的实时状态，作为患者的支持者，预测、计划和协调下一个行动（治疗、检查、移动、咨询、与其他相关人员协调等），并减少等候时间和风险。 5. 修改电子病历，实时详细监控所有活动和患者状态，并在屏幕显示下一班次的所有指示。
相关系统与相关方	所有照护要素，包括相关方和检查。
影响范围	所有照护要素，包括所有参与人员以及电子病历。
外部因素	计划工作流程之外的照护要素。
非影响范围	外在照护要素。
主要风险	1. 交接班协调不畅。 2. 电子病历监测不到位。
意义 / 预期收益	1. 在提供照护所涉及的所有相关人员之间实现实时良好协调。更加安全。 2. 消除延迟、等候、返工、生产过剩，以及动作和运送的浪费。 3. 缩短患者住院时间。
参考文献	Berry, L.L., Rock, B.L., Houskamp, B.S., Brueggeman, J., Tucker, L., Care Coordination for Patients with Complex Health Profiles in Inpatient and Outpatient Settings, May Foundation for Medical Education and Research, February 2013.
备注	

项目名称	（十二）使用基于最新医疗卫生保健知识的检查清单和标准，提高住院的整体质量、效率以及患者安全
挑战 / 浪费	标准的缺乏导致照护、工作负荷和日程的难以预测和高度可变；并造成巨大的沮丧、职业倦怠和各种类型的浪费。
目标 / 建议解决方案	将医疗卫生保健知识的每一个新要素纳入标准 / 检查清单的更新中。
相关系统与相关方	受给定标准或检查清单管理的所有相关人员和组织。医院环境中应普遍存在标准文化。
影响范围	按给定标准管理的所有要素。
外部因素	标准之外的要素。
非影响范围	不受标准管理的活动。
主要风险	1. 新标准的批准和发布耗时漫长，破坏了标准快速更新的文化。 2. 过时的标准仍然存在。这些标准本应该改变或废止，却由于管理惯性而保留。
意义 / 预期收益	标准代表了当前最知名的工作执行方式。随着医疗卫生保健知识的持续发展，良好的标准确保了稳定性、一致性和可重复性。当更好的工作方式被建立，标准就应更新。
参考文献	Hales, B., Terblanche, M., Fowler, R., Sibbald, W. Development of Medical Checklists for Improved Quality of Patient Care. International Journal for Quality in Health Care, Vol. 20. No. 1, February 2008.
备注	

项目名称	（十三）通过在交接班过程中引入时间重叠，利用两班的集中交接来减少班次间碎片化
挑战／浪费	匆忙的换班容易引发沟通错误，忽视重要的照护细节，导致安全风险，以及各种类型的浪费。
目标／建议解决方案	1. 要求为新一班的到来和上一班的离开留出 10～20 分钟的重叠时间，保证充足的交接班时间。 2. 集中讨论科室内所有相关患者，特别是紧急、危重、疑难病例。 3. 如果在任何时间都不可能亲自参加集中会议，那么应该用一个长时间不慌不忙的电话交流代替。
相关系统与相关方	1. 负责医务人员时间分配的管理员。 2. 在医院轮班工作的所有医务人员。
影响范围	轮班工作的所有医务人员。
外部因素	按时间表工作而非轮班的医务人员。
非影响范围	按时间表工作而非轮班的医务人员。
主要风险	1. 来自工会支付加班费的要求。 2. 行政部门对额外加班费的抗拒。 3. 接班人员迟到。
意义／预期收益	1. 跨越交接班，提升能力确保照护连续性。 2. 减少患者照护信息的碎片化。 3. 提升照护的安全性和有效性。 4. 缩短住院时间和减少再入院次数。
参考文献	Yoshida, H., Rutman, L.E., Chen, J., Enriquez, B.K., Woodward, G.A., Mazor, S.S. Waterfalls and Handoffs: A Novel Physician Staffing Model to Decrease Handoffs in a Pediatric Emergency Department. Annals of Emergency Medicine–An International Journal, October 2018.
备注	

项目名称	（十四）组织医院与健康计划相结合的多学科医疗小组
挑战／浪费	1. 医师办公室、专科诊所和辅助机构（检查检验、专科诊疗等）的临时自发组合，需要在协调、医务人员排程、医院特权管理、报销和财务交易以及其他活动等方面付出更大的努力。 这往往会导致一个混乱、低效和无效的系统，对患者的照护效果更差，所有参与者都感到沮丧和更严重的职业倦怠。 2. 系统的透明度降低。 3. 这样的系统让患者感到困惑。
目标／建议解决方案	1. 促进各类相关人员合并成尽可能少的医疗集团和健康计划，在所有对接和交互上尽可能清晰。 2. 促进电子病历、其他 IT 技术、行政管理活动及工具的标准化，以达到最大的一致性和有效性。
相关系统与相关方	与特定医院系统相关的所有相关方（医务人员个体、小型诊所、大型诊所、合作实验室等）。
影响范围	改进和精简所有相关互动，并标准化所有成员之间的电子病历、日程安排、报销和其他财务和行政事务。
外部因素	综合系统内各组织的内部管理（不参与上述对接）。
非影响范围	综合系统内各组织的内部管理（不参与上述对接）。
主要风险	1. 来自参与成员的阻力。 2. 电子病历实施缓慢且令人沮丧。 3. 新系统会呈现出新的复杂性和模式，存在管理不善风险。
意义／预期收益	一个医疗综合体（"集团"），按照共同的标准运作，对接顺畅，损耗明显减少。 减少患者的困惑，并提高系统对患者的透明度。
参考文献	Enthoven, A.C., Integrated Delivery Systems: The Cure for Fragmentation, American Journal of Managed Care, December 2009.
备注	

项目名称	（十五）提高新护士招聘效率。使行动具体化。所有相关人员在单次会议上同时审批，取消逐级顺序审批。制定标准和程序
挑战 / 浪费	在一些医疗系统中，雇用一名新护士的过程极具官僚作风，有许多冗长的逐级顺序审批和反复循环。这需要花费过多的时间和努力。缓慢的体制导致最好的护士去别处找工作。
目标 / 建议解决方案	1. 显著简化护士招聘流程。 2. 把参与新员工审批的人数限制在真正需要的人之内。 3. 将求职者的所有审批在单一会议上提交给所有审批管理者，会议要经常举行（如每周或每月）。 4. 向求职者提供标准化应聘要求，准确描述新求职者必须提供的所有呈文、文件、核查和记录。设立一个求职者指导的职位，他可以帮助候选人做准备工作。 5. 在 1 天内对求职者进行笔试和面试。 6. 简化人力资源流程，在 1～2 天内完成求职者录用审批。 7. 在 1 天内将结果通知求职者。 8. 在行业推广这一有效的系统，使最优秀的求职者能够应聘工作。
相关系统与相关方	1. 雇用新护士的所有相关方。 2. 人力资源部门。
影响范围	雇用护士涉及的所有步骤。
外部因素	核查记录的核查机构。
非影响范围	决定雇用 1 名新护士。
主要风险	1. 官僚主义阻力。 2. 人力资源部门的惯性。
意义 / 预期收益	如果执行得当，将护士招聘过程从目前的数月减至 1～2 周。
参考文献	Healthnovember，Nurse recruitment：Best practices for hiring top talent，https://www.wolterskluwer.com/en/expert-insights/nurse-recruitment-best-practices-for-hiring-top-talent，HEALTHNOVEMBER 06，2018.
备注	

项目名称	（十六）减少医院内布品和用品的浪费
挑战 / 浪费	布品和用品库存管理缺乏，将给医院造成巨大的损失。医院表面上似乎缺少布品和用品，实际上大量的布品和用品都被"隐藏"在储物柜内、走廊的推车上、供应商尚未卸货的轨道上等地方。
目标 / 建议解决方案	1. 画出布品从开始到结束的整个工作流程。 2. 统计医院每个楼层 / 部门所需的布品数量，并固定用品和布品的供应位置，以减少多余动作和运送以及库存过多所造成的浪费。 3. 建立小型本地库房并确定可视化看板标准，能够实现从中央仓库的自动补给分配。 4. 根据中央仓库内看板的自动记录，从供应商和洗衣房进行实时补给。
相关系统与相关方	医院使用的所有布品和用品，以及环境服务人员使用的储物柜和推车。 相关方：环境服务人员、布品和用品外部供应商、布品和用品内部库存管理员以及运送人员。
影响范围	布品和用品的管理和院内运送。
外部因素	外部供应商管理（除非他们有能力按照承诺保证补给）。
非影响范围	被窃布品和用品的调查。
主要风险	库存供应链设计不当造成的短缺。
意义 / 预期收益	1. 有效利用小型本地仓库内的布品和用品。 2. 有效补给。 3. 有效使用布品和布品推车。 4. 将库存、多余动作和运送的浪费降到最小。
参考文献	Jain, K., Sahran, D., Singhal, M., Misra, M.C. A Novel Way of Linen Management in an Acute Care Surgical Center. Indian Journal of Surgery, January 2017.
备注	

三、急诊部（ED）

项目名称	（一）简化急诊出院转住院手续
挑战／浪费	患者从急诊收入院的程序低效并官僚化。急诊重症监护医师的医疗判断不被信任，甚至急危程度（emergency severity index，ESI）1 级中最严重病例，住院医师也必须来急诊为每一个患者批准入院。而这个任务本可以通过病区电脑，依据由急诊重症监护医师录入电子病历记录中的提示便可完成。然后，几个管理人员（通常称为住院部主管、床位使用经理、患者照护专家）必须批准入院并选择床位。但如果他们在不同地点顺序行动，这个过程会消耗时间，威胁患者安全，并降低医院病床的有效使用率。
目标／建议解决方案	1. 信任急诊重症监护医师，不再需要住院医师来急诊批准入院，不再耗费数小时等候住院医师来急诊，不再通过这些来访批量处理处理患者。住院医师从本地病房查看由急诊医师录入的电子记录，可能也会打电话给急诊医师，以弄清楚照护的某些方面。如果有空床，急危程度为 ES1 级的患者应自动收入院。 2. 只有遇到极少的特殊病例（如需要查看肤色或伤口），住院医师赴急诊亲自会面才是合理的。 3. 向住院医师提供可视化控制或呼机信号，以便在收到会诊请求后 5 分钟内开始对下一个患者进行评估。 4. 要求医师进行预检分诊（医师需要进行医学筛查，以立即评估患者的严重程度）。因此，可进行预检分诊。医师立即开具检查并进行初步治疗。 5. 减少急诊和病房之间在接收患者时的交接流程。消除竖井和竖井中的属地意识。将共享或相邻办公室分配给当前统一解决方案决策的相关人员：住院部主管、床位使用经理、患者照护专家。更优方案：将决策统一整合到一个训练有素的人身上。
相关系统与相关方	住院医师、急诊重症监护医师、新患者从急诊收入院涉及的所有管理人员。
影响范围	1. 急诊收入院患者的评估。 2. 电子病历中有关诊断（diagnosis，Dx）和治疗（treatment，Tx）的记录。
外部因素	急诊的管理能力。

（续表）

非影响范围	入院外的医院管理。
主要风险	1. 急诊重症监护医师因太过忙碌而无法全面录入电子病历记录。 2. 医院员工对新规定的抵制。 3. 住院医师没有及时回应急诊请求，延误了住院时间。
意义／预期收益	1. 节省了医院医师批量处理病例、步行到急诊的时间。 2. 节省了医院住院部主管、床位使用经理、患者照护专家顺序审批的时间。 3. 提高急诊利用率。
参考文献	1. Algauer, A., Rivera, S., Faurote, R. Patient-Centered Care Transition for Patients Admitted through the ED: Improving Patient and Employee Experience. Journal of Patient Experience, May 2015. 2. Fuentes, A., Shields, J., Chirumamilla, N., Martinez, M., Kaafarani, H., Yeh, D.D., White, B., Filbin, M., DePesa, C., Velmahos, G., Lee J. "One-Way-Street" Streamlined Admission of Critically Ill Trauma Patients Reduces Emergency Department Length of Stay. Internal and Emergency Medicine, October 2017.
备注	

项目名称	（二）简化患者出院转去家庭、护理机构、临终关怀机构、公寓的流程
	参见前文表二（四）"出院"相关内容

项目名称	（三）通过可视化控制系统呈现患者实时状态（到达、候诊、看诊、等候运送、进行检查、安排住院、等候出院等）
挑战 / 浪费	在大多数情况下，急诊环境是混乱和高度紧张的。缺乏患者状态、位置和活动的可视化信息是造成混乱的重要原因，同时也会导致安全风险、多余动作和运送的浪费、等候、缺陷和过度处理（过度医疗）。
目标 / 建议解决方案	1. 通过电子控制屏（一个大显示屏），列出每个患者的姓名、诊断、严重分级、位置、状态（等候……）、下一步流程、特别安全提示等，以及主治医师的姓名和电话等相关信息。 2. 将电子控制屏设置为对急诊来访人员不可见，以符合美国个人健康信息保护法案（Healthcare Information Privacy Protection Act，HIPPA）的保护。 3. 电子屏上的信息必须做到实时更新。 4. 必须对相关人员进行培训，让他们知道谁应该去更新什么、何时更新，以及如何更新。
相关系统与相关方	所有急诊工作人员。信息技术支持人员。
影响范围	所有急诊活动。
外部因素	除急诊之外的医院。
非影响范围	除急诊之外的医院。
主要风险	1. 系统部署过程中的混乱带来的小风险。 2. 未实时更新电子显示器信息。
意义 / 预期收益	实施电子显示屏后，活动将变得更加有序。从而减少上述损耗，减少工作压力和职业倦怠。
参考文献	Verbano，C.，Crema，M.，Nicosia，F. Visual Management System to Improve Care Planning and Controlling：The Case of Intensive Care Unit. Production Planning and Control–The Management of Operations，June 2017.
备注	

项目名称	（四）减少对急诊医务人员的干扰
挑战／浪费	急诊的日常环境是嘈杂的。重病患者、周围成群乱转的家属，以及蓝色代码（译者注：需要院内急救）或类似立即处理的其他情况，总是会不停地打断医务人员。录入或读取电子病历、提供紧急治疗、与其他医务人员沟通、配药等工作事项，导致医务人员工作不断被打断。如果不加控制，这些干扰会给患者（如果为传染性患者，则还包括医务人员）带来安全风险，并导致工作压力和职业倦怠。
目标／建议解决方案	1. 在电脑前工作的医务人员、配药的护士，或者忙于生命攸关活动的医务人员，都要戴上一顶有颜色的帽子，或者臂章，或者其他显著的服装元素，意思是"请勿打扰"。 2. 为从事生命攸关活动的医护人员提供一个能使其免受干扰和打扰的封闭工作空间。 3. 向相关人员提供有关免干扰和免打扰规则的培训（紧急救治情况除外，如蓝色或红色代码等）。
相关系统与相关方	相关系统：急诊。 所有急诊相关工作者。
影响范围	所有急诊活动。
外部因素	急诊外的活动。
非影响范围	需要所有力量全体出动的重大群体事故。
主要风险	太多的医务人员在特定的时间忙于摆弄"请勿打扰"的标志，而没有足够的医务人员处理关键性健康事件。使用"请勿打扰"标志必须合理及审慎。
意义／预期收益	1. 为医务人员改善工作环境，使其能够没有过多压力地冷静工作。 2. 改善医患安全。
参考文献	1. Laxmisan, A., Hakimazada, F., Sayan, O.R., Green, R.A., Zhang, J., Patel, V.L. The Multitasking Clinician: Decision-Making and Cognitive Demand During and After Team Handoffs in Emergency Care. International Journal of Medical Informatics, 2007. 2. Rivera, A.J., Karsh, B.T. Interruptions and Distractions in Healthcare: Review and Reappraisal. Qual Saf Health Care, August 2010.
备注	

四、手术室或手术部

项目名称	（一）标准化各个操作步骤的器械、物料和推车
挑战／浪费	1. 手术室的传统文化是由各个外科医生明确手术所需准备的器械。然而越来越多的手术类型则使用标准化的通用器械包（如膝关节置换术）；这些器械包被设计并适用于所有类型的手术。 2. 为了节省购买器械的费用，手术室倾向于只为前 2～4 台手术准备外科手术器械推车，然后匆忙清洗使用过的仪器，以便下午使用。该传统流程是不完善的：10 万人死于医院感染（并非全部源于手术室）。故此流程逐渐被监管机构禁止。 3. 巡回护士没有被取消，四处穿行去取所需要的、丢失或被遗忘的器械和物料。如果取得了真正需要的物品还尚可，但如果外科医生忘记了开医嘱，缺失物品则将带来不利结果。 4. 上述诸多做法都是浪费，会导致过度处理、生产过剩、缺陷、动作与运送、等候和库存的浪费。
目标／建议解决方案	1. 标准化每种手术类型的手术器械包／托盘。相比特定外科医生在特定手术中将使用的物品，所提供的器械包可能包含更多物品。这也许表现的有所浪费。但手术器械包统一外购的规模经济，以及对巡回护士需求的降低，同时节约了费用。如果有意义的话，则准备几种器械包：如 90% 概率使用的类型和其他类型，但保持其他类型的器械包存放在消毒包装和消毒物品柜内，直到需要时才取用。如果不需要，它们可以分配到其他手术。 2. 由经验丰富的外科医生组成的委员会来明确器械包的构成。相比某一名外科医生可能所需要的器械，器械包理应比其准备更多物品。 3. 将标准化手术器械包的准备工作外包。这些手术器械包可通过消毒、包装，并由外部批量供应商（们）直接交付到手术部。 4. 当新系统到位时，对手术相关人员进行简短的培训，告知他们标准化手术器械包的构成与订购方法。 5. 该系统必须是灵活的，并允许特殊器械的个别例外，但它必须是小概率的！ 6. 一些常规器械必须保证随时待用状态，以备应急所需。
相关系统与相关方	相关系统：专用手术部。 相关方：医疗机构手术室的所有外科医生、所有巡回护士、所有手术室护士、所有器械管理者。

（续表）

影响范围	除极少数紧急情况之外的所有手术。所有外科医生与护士。
外部因素	手术器械包供应商。
非影响范围	外科手术器械包供应商的内部管理。
主要风险	外科医生中对于转而使用标准化手术器械包习惯改变的阻力。
意义 / 预期收益	1. 降低手术费用。 2. 减少器械型号差错。 3. 减少（如果存在的话）对巡回护士的需求。 4. 标准化和一致性有利于手术和调度。 5. 提高安全性，避免感染。 6. 减少整体消耗。
参考文献	1. Charnow, C., Modi, P., Sage, A., Staton, M. Analysis of the Instrument Picking Process in a Case Cart System at the University of Michigan Hospital. University of Michigan Health System: Program and Operations Analysis, 2010. 2. Balch, H., The Front Line: Think Outside the Tray and Make the Most of Your Sterile Processing Career, Ultra Clean Sytems, Incorporated, 2020.
备注	

项目名称	（二）为了更加方便调度与提高手术安全，应在手术部中使用更多的手术室
挑战 / 浪费	医院通常希望将手术限制在几个手术室内，以便于尽量减少人力成本。每天把手术压缩到几个手术室（而其他手术室空闲时）不可避免地会造成日程紧凑，导致无休止的、关于手术室–人力–患者–设备–加班的日程冲突。在日程紧凑的情况下，任何一个病例的延误都会影响该预定手术间中的所有后续病例，造成压力、倦怠和安全风险。

（续表）

目标/建议解决方案	通过适宜的日程安排和适当手术室之间的人员调动，员工可以使用更多的实体手术室在相同的级别上进行管理。最好为尽可能多的手术室配备通用外科设备（除了应用手术机器人等特殊情况），然后利用不同病例之间的时间缓冲，使用更多的或所有的手术室，而不重复增加工作人员。这将使日程安排变得更加容易，消除匆忙，减轻所有相关人员的负荷，容许不可避免的时间变化和病例的复杂性，降低压力；也因此增加患者和术者的安全性。一个深思熟虑的分区日程安排表也有助于确保所有房间的有效使用。
相关系统与相关方	相关系统：手术部内的所有手术室。 相关方：调度员、手术室医务人员。
影响范围	手术室医务人员、房间、患者、设备、加班的调度。
外部因素	手术室外部活动。
非影响范围	患者。
主要风险	这一倡议将为提高安全性和降低调度风险提供可能。
意义/预期收益	简化手术排程。减轻手术室员工压力。减少职业倦怠。减少延误造成的多米诺骨牌效应。提升安全性。
参考文献	Byczkowski, M., Collaborating for a Better Tomorrow: The Operating Room of the Future, www.digitalistmag.com, accessed Sept. 11, 2020.
备注	

项目名称	（三）[适用于项目（一）未实施的情况]购置更多的器械满足日间所需，从而在手术换台过程中节省消毒灭菌人员，在夜间完成消毒灭菌（可能是外包）
挑战/浪费	1. 为了节省购买器械的费用，一些手术室倾向于只为前 2~4 台手术准备手术托盘，然后匆忙清洗使用过的器械，以便下午使用。该系统并不完善：10 万人死于医院感染（虽不是所有，但其中一些，归因于手术）。 2. 匆忙交付器械的错误是不可避免的，所以巡回护士四处取得丢失的器械和物料。 3. 上述做法在各方面都存在浪费：安全风险、过度处理、生产过剩、缺陷、动作与运送、等候和库存的浪费。

101

（续表）

目标/建议解决方案	1. 一次性购买足够的器械、托盘和器械包，以满足所有手术室全天所需。 2. 在手术换台之间，把用过的仪器放在外面的推车上，而在夜班时进行消毒，准备次日的器械推车，认真而从容（或者最好将该工作外包给外部供应商）。 3. 夜班时，按照最低限度需求配置员工。
相关系统与相关方	相关系统：手术室系统。 相关方：手术室管理部门、采购部门。手术器械推车运送和手术器械消毒灭菌工人、巡回护士。
影响范围	手术器械的管理。
外部因素	消毒灭菌供应商。
非影响范围	供应商公司的管理。
主要风险	在新系统的实施过程中：器械用尽和手术器械推车准备延误的风险。
意义/预期收益	1. 充足的器械和推车满足全天所需。 2. 器械无须紧张地循环使用。 3. 降低患者安全风险和感染风险。 4. 减少消毒和运送人员的成本开销。 5. 减缓压力与职业倦怠。
参考文献	Balch, H., The Front Line: Think Outside the Tray and Make the Most of Your Sterile Processing Career, Ultra Clean Sytems, Incorporated, 2020.
备注	

项目名称	（四）切实有效提醒门诊患者按时、空腹、遵医嘱处方，以避免取消手术
挑战 / 浪费	任何已手术排期的患者，如果违反了术前准备管制（进食、进水、药物）或术前入院迟到，都会造成手术排程的多米诺骨牌效应，以及手术室人力和物料的大量浪费。
目标 / 建议解决方案	1. 在术前就诊期间，使用简单易懂的语言向患者 / 家属解释所有的手术准备注意事项。确保患者 / 家属理解充分。必要时可以使用翻译。 2. 术前 3 天、2 天、1 天通过电子邮件 / 语音电话发送提醒。提醒其禁食与其他注意事项。
相关系统与相关方	患者与所有手术室相关方。
影响范围	术前 3 天、2 天、1 天提醒。
外部因素	健康状况不影响手术或健康状况未受手术影响。
非影响范围	患者的家庭生活。
主要风险	患者 / 家属可能忽略提醒，未能按时到场或术前准备不充分。
意义 / 预期收益	1. 更好地利用宝贵的手术室人力和设备物资。 2. 更安全地使患者按期完成手术。
参考文献	1. Hovlid, E., Plessen, C.V., Haug, K., Aslaksen, A.B., Bukve, O. A New Pathway for Elective Surgery to Reduce Cancellation Rates. BMC Health Services Research, 2012. 2. Caesar, U., Karlsson, J., Olsson, L., Samuelsson, K., Hannsson-Olofsson, E. Incidence and Root Causes of Cancellations for Elective Orthopaedic Procedures: A Single Center Experience of 17, 625 Consecutive Cases. Patient Safety in Surgery, 2014.
备注	

项目名称	（五）为安全性，促使医药生产商将容器标准化
挑战 / 浪费	麻醉药品的包装容器外观相似，带有类似的颜色帽（如浅蓝色和深蓝色）。在繁忙的手术中，会可能发生错误，给患者造成致命风险。
目标 / 建议解决方案	通过与美国食品药品管理局（FDA）和更大的医学协会合作，以获得更大的影响力和权力，说服药品生产商将所有麻醉药物使用醒目的外观和标准化容器。 （本主题存在争议：请参阅争议和反对颜色编码药物标签；请参见本表中的参考文献）
相关系统与相关方	1. 麻醉药品制药公司。 2. 与制药公司相关的医学协会。 3. 美国食品药品管理局。
影响范围	所有外观相似的麻醉药品容器。
外部因素	美国食品药品管理局。
非影响范围	其他药品。
主要风险	未能说服相关人员采取行动。
意义 / 预期收益	消除用药差错的风险。
参考文献	1. Janik, L.S., Vender, J.S. 2020 Pro/Con Debate：Color-Coded Medication Labels–PRO: Color-Coded Medication Labels Improve Patient Safety. APSF, 2020. 2. Grissinger, M., Litman, R.S. Pro/Con Debate：Color-Coded Medication Labels–CON: Anesthesia Drugs Should NOT Be Color-Coded. APSF, 2020.
备注	

五、药房

项目名称	（一）重构药房精益流程平面图
挑战 / 浪费	药房的空间布局对效率的影响很大。糟糕的结构布局会导致瓶颈阻碍、药单丢失、员工额外奔波、患者等候与员工彼此等候，以及大量的压力、沮丧和倦怠。良好的布局有助于形成精益流程的"动线"，与共同节奏同步。
目标 / 建议解决方案	1. 设计一个平面图，使药物从开单到交付患者或目标存储的流程就像一个精益流程的"动线"，与共同节奏同步。工作部件不需要在一个实际的动线上能用手推 / 拉，但其时间和同步应该模拟一个动线。 2. 平衡动线，以确保稳定持续的节奏。根据需要，在缓慢进程设置尽可能多的平行岗位，以匹配共同节奏。 3. 如果他们是井然有序的，则采用线型、L 型、U 型的流程布局是可行的。 4. 将需要医生特别批准或纠正的药单移出动线，以避免流程延误，并指定专人与医务人员沟通。 5. 集中放置药品库存，以减少奔波。 6. 把最常用的药物放在最近的位置，不常用的药物放在远处。 7. 研究与优化员工动作。
相关系统与相关方	相关系统：药房。 相关方：药房员工。
影响范围	药房工作的组织。
外部因素	药品供应。
非影响范围	来自批发商的药品供应。
主要风险	在从旧布局到新布局的转换过程中，工作可能会混乱，所以转换应该在下班时间完成。
意义 / 预期收益	显著改善药房流程、效率、可预见性、工作能力和工作满意度。
参考文献	1. Lin，A.C.，Jang，R.，Sedani，D.，Thomas，S.，Barker，K.N.，Flynn，E.A. Re-Engineering a Pharmacy Work System and Layout to Facilitate Patient Counseling. American Journal of Health-System Pharmacy，1996. 2. Al-Araidah，O.，Momani，A.，Khasawneh，M.，Momani，M. Lead-Time Reduction Utilizing Lean Tools Applied to Healthcare：The Inpatient Pharmacy at a Local Hospital. Journal for Healthcare Quality，2009. 3. Sullivan，P.，Soefje，S.，Reinhart，D.，McGeary，C.，Cabie，E.D. Using Lean Methodology to Improve Productivity in a Hospital Oncology Pharmacy. American Journal of Health-System Pharmacy，2014.
备注	

项目名称	（二）交叉培训员工的下级技能，以平衡动线（根据需要，药剂师来帮助技术人员，所有药剂师和技术人员来帮助前台人员）
挑战／浪费	在忙乱的药房里，常常一个上级人员（如药剂师）没有紧急的待办任务，而一个下级人员（如技术人员）则在超负荷工作。这导致了工作瓶颈、等候和压力。
目标／建议解决方案	培训药剂师掌握技术人员的所有技能（配药、管理药库、可能会联系医务人员核对处方）和前台人员的所有技能（接单、取药发药并联系销售），以便任何上级都可以完成下级工作。 （但交叉培训只能向下进行：让前台人员做技术人员或药剂师的工作，以及让技术人员做药剂师的工作，均是违反法律法规的）。
相关系统与相关方	药房工作人员。
影响范围	向下交叉培训。
外部因素	药房以外的活动。
非影响范围	无。
主要风险	人员因缺乏训练而犯错。
意义／预期收益	1. 充分调动药房人员，提升合力。 2. 减少等候。 3. 提高收发速度。 4. 提升有效产能。 5. 提升药房的竞争力。
参考文献	1. Ninan, N., Roy, J.C., Thomas, M.R. Benefits of Cross-Training: Scale Development and Validity. Prabandhan Indian Journal of Management, June 2019. 2. Robinson, E.T., Schafermeyer, K.W. Cross Training of Hospital Pharmacy Technicians. Pharmacy Practice Management Quarterly, 1996. 3. Sinclair, A., Eyre, C., Shuard, R., Correa, J., Guerin, A. Introduction of Pharmacy Technicians onto a Busy Oncology Ward as Part of the Nursing Team. European Journal of Hospital Pharmacy. 2018.
备注	

项目名称	（三）在药房使用控制显示屏
挑战／浪费	如果没有电子控制显示屏，任何药单的工作进度实际上都是看不见的。工作往往是混乱的、有压力的，不可避免地造成等候。在繁忙的药房里，一些药单可能会"丢失"。
目标／建议解决方案	1. 使用控制显示屏，全程跟踪每一个药单，显示药单状态。 2. 确保让药房的所有员工都能看到显示屏。 3. 显示空闲药单（等待补给或与医务人员联系）。 4. 连接扫描仪与控制显示屏，以便于自动更新。 5. 在对外公示屏上（在等候室）显示预计收发完成时间以及已完成名单。
相关系统与相关方	相关系统：电子控制显示屏。 相关方：所有药房员工。
影响范围	药房内部控制显示屏与等候室外部公示屏相连接和显示的信息（公共场所仅显示姓名）。
外部因素	无。
非影响范围	无。
主要风险	电子产品停机。
意义／预期收益	1. 每个订单状态全部可视化。 2. 优化流程。 3. 提高收发速度，减少等候。 4. 减少失误。 5. 减少失败。
参考文献	1. Pharmacy Technology，https://www.pharmacytechnologysolutions.ca/pharmaclik-rx-doc/Content/Workflow/Workflow%20Tab.htm，accessed Sept. 11，2020 2. Computertalk，Key Features that Power Pharmacy Workflow Efficiency，https://www.computertalk.com/key-features-that-power-workflow-efficiency/，May/June 2020，accessed Sept.11，2020.
备注	

项目名称	（四）执行指纹识别和药物标签扫描
挑战 / 浪费	1. 任何在药房执业的人员必须进行识别（法律规定）。现代技术为此提供了指纹识别。这些设备可以在 1s 内识别出这个人。扫描仪也用于扫描和识别药物标签。 2. 如果没有扫描仪，这个过程就会慢得多，而且很容易出错。
目标 / 建议解决方案	1. 在药房的所有工作站安装和实施指纹识别。 2. 训练员工严格使用扫描仪。 3. 如果在上一节点遗漏扫描，则在下一节点设置警报。只有补充扫描了遗漏节点才能关闭警报。 4. 如果药房安装了控制显示屏，扫描仪应该连接到显示屏，这样任何订单的状态都可以让所有员工看到。在完成最后一个任务环节后，也可以让等候的患者看到。
相关系统与相关方	相关系统：所有环节的扫描仪。 相关方：药房所有员工。
影响范围	扫描仪的使用，员工的训练。
外部因素	无。
非影响范围	扫描仪的设计。
主要风险	系统运行中的初始错误。
意义 / 预期收益	1. 更快捷的工作流程。 2. 减少等候。 3. 提升有效产能。 4. 减少错误。
参考文献	Wang, B.N., Brummond, P., Stevenson, J.G. Comparison of Barcode Scanning by Pharmacy Technicians and Pharmacists' Visual Checks for Final Product Verification. American Journal of Health-System Pharmacy. 2016.
备注	

项目名称	（五）使用机器人（自动发药柜）来分配常规药物
挑战 / 浪费	如果没有机器人，所有药物都必须手动配药和计数。这将导致生产过剩、过度处理、药品计数缺陷、药品剩余和等候。
目标 / 建议解决方案	对于长期实践能够证明的最常见药物，安装被称为自动发药柜的机器人，分配和清点常见药物，打印标签，并自动保持库存管控，提醒工作人员补给。
相关系统与相关方	相关系统：机器人。 相关方：经过机器人使用训练的药房员工。
影响范围	机器人运行。
外部因素	机器人范围外的药房运行。
非影响范围	不放置在机器人内的药品。
主要风险	1. 机器人故障。 2. 机器人的维护保养不足。
意义 / 预期收益	精确快速的配药。
参考文献	1. Goundrey-Smith，S. Pharmacy Automation. Information Technology in Pharmacy，2012. 2. Chapuis，C.，Roustit，M.，Bal，G.，Schwebel，C.，Pansu，P.，David-Tchouda，S.，Foroni，L.，Calop，J.，Timsit，J.，Allenet，B.，Bosson，J.，Bedouch，P. Automated Drug Dispensing System Reduces Medication Errors in an Intensive Care Setting. Critical Care Medicine，2010.
备注	

项目名称	（六）使用自动电子发药柜，患者可通过身份识别码获取已配药品
挑战／浪费	老式药店在货架或桌面上摆放已完成的药单，等候顾客提货。在繁忙的药房中，这将造成混乱和错误，并使找到所需药单变得缓慢而困难。这对精益工作流程适得其反。
目标／建议解决方案	该行业已经开发了有效储存柜，存放已完成的处方药。电子设置每格橱柜与患者身份识别码对应。一些橱柜提供了温度控制——这是一个被寄予厚望的功能，用于药物长期存放。橱柜提供快捷路径获取药单，充分利用建筑空间。
相关系统与相关方	相关系统：用于已完成药单的电子发药柜。 相关方：所有药房人员。
影响范围	电子发药柜。
外部因素	无。
非影响范围	无。
主要风险	停电时温控失效。
意义／预期收益	1. 优化建筑空间利用。 2. 易于定位药单。 3. 提高收发速度。 4. 减少错误。
参考文献	无。
备注	

项目名称	（七）练习可视化看板，平衡库存过量的浪费和补货延误的风险。针对需低温保存药品建立提醒事项
挑战 / 浪费	1. 一个典型的药房有数千种药品库存，大多数都相当昂贵。所有药品均有有效期。由于缺乏良好的看板系统，药房可能会经历一些药品短缺、药品过期消耗、库存过量损耗利润，以及未经授权使用管控药品的风险。 2. 应定期复查和调整库存上下限，以匹配平均消耗量。 3. 为了最小化成本，推进准时补给系统。
目标 / 建议解决方案	1. 对库存中的所有药物实施严格的看板系统，以便直观地显示现存数量。应定期复查和调整库存上下限，以匹配平均消耗量。 2. 设置库存缓冲底线的提醒信号，准时重新订购药品。 3. 设置药品近效期警报。 4. 设置低温保存药品警报。 5. 保持管控药品的安全储存，如果检测到未经授权的使用，则发出响亮警报。 6. 提醒信号和警报应该是电子化的，但如果不是，也应该使用老式的精益可视化看板。
相关系统与相关方	1. 相关系统：药房库存中的所有药品。 2. 相关方：负责保持药品库存管控和重新订购的药房员工。
影响范围	库存中的所有药品。
外部因素	批发商或中央药房补给库存。
非影响范围	无。
主要风险	1. 库存过量损耗利润，药品过期浪费。 2. 库存不足带来风险，导致延误给药和患者安全风险。 3. 温控失败导致药品变质损耗。 4. 系统的补给时间过长导致准时性缺乏。 5. 库存管理不合格。
意义 / 预期收益	1. 优化库存管理水平，使利润最大化。 2. 减少药品过期或变质损耗。 3. 避免管控药品未经授权的使用。 4. 减少错误。 5. 提升顾客和药房工作人员的满意度。
参考文献	Papalexi, M., Bamford, D., Dehe, B. A Case Study of Kanban Implementation within the Pharmaceutical Supply Chain. International Journal of Logistics Research and Applications, 2014.
备注	

项目名称	（八）与医务人员合作，使用约定的安全信号，标准化手写处方
挑战 / 浪费	在传统的系统中，医务人员手写处方。由于很多医务人员笔迹潦草，造成药剂师必须联系医务人员进行核实。这是药房严重延误的一个原因。
目标 / 建议解决方案	1. 尽早实施电子处方系统（如患者信息管理电子平台系统），将处方发送至患者选择的药店。 2. 在无法实现电子处方系统的地区，培训医务人员在处方上使用标准化的短语、大写字母和单词，以避免错误（如"羟嗪"和"肼苯哒嗪"）。
相关系统与相关方	相关系统：处方医师与药房之间的交流。
影响范围	处方。
外部因素	药房运行。
非影响范围	制药行业。
主要风险	配药错误带来的安全风险。
意义 / 预期收益	消除处方错误。
参考文献	Dumasia, L., Harris, E., Drelichman, A. Quality Performance Improvement with the Implementation of Standard Chemotherapy Order Forms. Journal of Oncology Practice, 2006.
备注	

六、影像检查室

项目名称	（一）影像日程测试以获得最大承载量
挑战 / 浪费	大型影像设备（如大型 X 线、MRI、CT）往往很昂贵，应该最大限度地使用。影像检查室管理不善会导致工作瓶颈，延长完成时间，降低检查室有效承载能力。
目标 / 建议解决方案	1. 安排患者和工作人员，以最大限度优化设备利用和患者使用。 2. 通过系统促进患者以最小的批量持续（准时）流动。 3. 安排患者的检查间隔时间最短（刚好满足当前患者离开，检查和消毒机器，并邀请下一个患者，额外加上一个较短的个人缓冲时间）。 4. 每个检查设备至少使用相邻的 3 个小型更衣室，称之 1 号室、2号室和 3 号室，以便最大限度地使用设备。除检查日的开始和结束外，任何时间均应有 3 名患者在检查室：正在接受检查的患者将物品存放在 1 号室，下一个患者在 2 号室准备，之前的患者在 3 号室穿衣，以此类推。 5. 日间先安排"常规"病例。在当天晚些时候，安排需要更多时间的复杂疑难病例（活动受限、幽闭恐惧症等患者）。 6. 在患者仍在场时，实时验证影像，必要时可以重新检查。 7. 在非工作时间进行维护和校准。
相关系统与相关方	相关系统：检查室。 相关方：患者、排程人员、工作人员。
影响范围	检查室操作与排程。
外部因素	设备维护与操作人员训练。
非影响范围	患者往返检查室的运送。
主要风险	紧凑的排程下，错误和失误会导致延迟和超时的多米诺骨牌效应。
意义 / 预期收益	1. 提高资源利用。 2. 减少检查室患者等候时间。
参考文献	Granja, C., Almada-Lobo, B., Janela, F., Seabra, J., Mendes, A. An Optimization based on Simulation Approach to the Patient Admission Scheduling Problem: Diagnostic Imaging Department Case Study. Journal of Digital Imaging, 2013.
备注	

项目名称	（二）避免影像检查室等候
挑战／浪费	传统的患者、影像和报告的批量处理，以及检查室的同步性缺乏（邀请新患者，等候其脱衣服、患者准备、进行检查，直到患者穿衣并离开后再邀请下一个患者）极大地降低了系统速度。当一个检查可能需要 20 分钟，而脱衣、穿衣、等候和其他的时间浪费，导致每次循环时间翻倍或呈 3 倍，从而降低相同因素下检查室的使用效率。缺乏与运送人员之间良好的实时沟通，也导致患者到达和离开检查室的延迟。
目标／建议解决方案	1. 实施精益工作流程：邀请和准备患者，检查的同时验证正确的影像／文件，上传到电子病历，将患者移动到更衣室或运送点，消毒设备，并邀请下一个患者。穿衣和脱衣应在隔开的房间内进行，同时另一名患者正在设备上接受检查（参阅上一表格）。 2. 投入资金以实现相关人员（开单医师、电子病历、阅片医师）之间影像和阅片的电子传输。 3. 及时操作：一旦准备好，就立即发送影像给阅片医师（每个患者一次发送一组图像，而不对患者进行批量处理）。 4. 安排阅片医师一旦收到影像就阅片并书写报告，阅片后立即将结果报告上传至电子病历，每次一个患者，而不对患者进行批量处理。 5. 投入寻呼机形式［或"优步"（uber）形式］或显示屏，来通知运送人员需将患者运送到达／离开检查室，并主动告知（"患者 × 将在 × 分钟内准备好"）。
相关系统与相关方	检查室员工和影像阅片医师。
影响范围	患者的安排。阅片出具报告。
外部因素	电子病历。
非影响范围	检查室设备。
主要风险	无。
意义／预期收益	1. 提高资源利用。 2. 减少检查室患者的等候时间。
参考文献	Gupta, S., Kapil, S., Sharma, M. Improvement of Laboratory Turnaround Time using Lean Methodology. International Journal of Health Care Quality Assurance, 2018.
备注	

项目名称	（三）检查闭环
挑战 / 浪费	患者、医务人员开具检查、检查设备和医务人员看到检查结果并采取措施之间的碎片化都太常见了，导致"未闭环"或"掉链子"，并对患者带来潜在的悲剧后果。
目标 / 建议解决方案	1. 实时将检查结果自动上传至电子病历系统。 2. 一旦影像和阅片准备就绪，便通知开单医师。从最初开单到最终通知开单医师，全程追踪每一项检查。如果在超时后发现上述处职失误情况则发出警报。 3. 如果检查结果呈阳性，则明确警告医师，并在电子病历中进行确认。
相关系统与相关方	相关系统：患者、检查开单医师、检查室、电子病历。
影响范围	参与检查环路的每个实体。
外部因素	无。
非影响范围	与检查无关的其他医疗活动。
主要风险	如果阳性检查结果保持未读且未及时反应，则对患者有重大安全风险。
意义 / 预期收益	消除检查碎片化的主要危险：未闭环。
参考文献	1. Ward B., Close the Loop on Test Results, Patient Safety Monitor Journal, February 18, 2020. 2. IHI, Closing the Loop: A Guide to Safer Ambulatory Referrals in the EHR Era Cambridge, Massachusetts: Institute for Healthcare Improvement; 2017.
备注	

项目名称	（四）对检查室设备进行严格的定期维护，以避免意外停机
挑战 / 浪费	为了方便维护人员，所有实验室设备都停止，并在正常工作时间进行维护，因此会减少检查室利用率，并导致患者检查、诊断和治疗的延误。
目标 / 建议解决方案	1. 仅在非工作时间进行定期维护。 2. 执行设备制造厂商所要求的所有维护，以避免故障和意外停机。 3. 如果设备出现故障，立即打电话并安排维修，并安排维修商尽早完成。
相关系统与相关方	指定的机器、维护人员、操作设备的技术人员和等候检查的患者。
影响范围	厂商要求的设备维护和维修。
外部因素	设备制造厂商。
非影响范围	设备使用的训练。
主要风险	非工作时间的设备维护率可能更高。
意义 / 预期收益	1. 避免检查室在工作时间内计划内或计划外的维护停机。 2. 设备利用率的最大化。
参考文献	Poulter, B. Ways to Help Eliminate Unscheduled Downtime, Dassault Systems, February 4, 2015.
备注	

项目名称	（五）避免多余动作和运送的浪费
挑战 / 浪费	缺乏便携式（手推车上）放射设备（小型 X 线、超声波、心电图等）的诊所和医院（包括急诊和手术室），需要将影像检查患者运送往返于影像检查室。这对患者而言存在不便和风险，并造成了多余动作和运送的浪费、时间延误、生产过剩和过度处理的浪费。
目标 / 建议解决方案	1. 投入便携式放射设备，用于床旁快速使用。 2. 通过系统促进患者以最小批量持续流动（及时）。 3. 在急诊 / 医院附近可行的位置，放置固定放射设备，以便在最短的时间运送患者。 4. 消除在建筑内走廊或建筑之间的长距离路途损耗。 5. 使用可视化空间来提供有关检查室状态和流程的信息。这些信息应可远程访问。
相关系统与相关方	患者、检查开单医师、便携式检查设备。
影响范围	便携式检查设备。
外部因素	影像检查室。
非影响范围	影像检查室中的主要设备。
主要风险	平衡便携式设备成本、医务人员培训成本与运送患者到影像检查室成本之间的商业性论证。
意义 / 预期收益	对患者在床边进行更快（更准时）的检查，有助于更快的诊断和治疗，避免延误和运送损耗。
参考文献	Andrea, C. Waste Savings in Patient Transportation Inside Large Hospitals Using Lean Thinking Tools and Logistic Solutions. Leadership in Health Services, 2013.
备注	

项目名称	（六）避免不必要的检查项目带来的过度处理（过度医疗）浪费
挑战／浪费	在美国，每年都会开具大量的各种检查，其中许多在医疗上是不必要的。这是由于追求经济收入和避免法律风险导致的。
目标／建议解决方案	1. 避免不适当或医学上不必要的诊断检查项目。 2. 在电子病历系统中执行检查以标记此类医嘱，并要求医务人员确认检查的必要性。 3. 收集医嘱检查项目的统计数据，以便在部门层面进行后续讨论和纠正。
相关系统与相关方	开具检查项目的所有医师，与其开具的所有检查项目。
影响范围	开具检查项目的所有医师，与其开具的所有检查项目。
外部因素	无。
非影响范围	无。
主要风险	受到威胁的医务人员，即使在医学上是合理时，也可能导致检查不足。
意义／预期收益	1. 从不必要检查项目中，为患者和支付方节约了成本，并减轻了检查设备的负荷。 2. 节省了诊断和治疗时间。 3. 减少了存在健康风险（如放射）的检查项目，从而保持健康。
参考文献	Kaiser Health News, Unnecessary Medical Tests, Treatments Cost $200 Billion Annually, Cause Harm, Kaiser Health News, May 2, 2017.
备注	

项目名称	（七）避免批量浪费
挑战 / 浪费	批量（批量处理）浪费导致系统严重延误，降低检查资源的利用率。
目标 / 建议解决方案	1. 不要批量处理病例、患者、检查阅片。与之相反，对于检查、发送阅片、阅片，及时发送报告至电子病历，均使用"单件流"，一次发送一个患者。 2. 按照患者报到顺序依次紧急检查，除非"紧急程度"具有更高的优先级（如等候在手术台上已经被打开体腔的患者）。 3. 标准化检查供应和现有批量处理水平，避免短缺和批量浪费。
相关系统与相关方	所有检查、所有患者、系统中的所有开单医师或阅片医师。
影响范围	所有检查、所有患者、系统中的所有开单医师或阅片医师。
外部因素	无。
非影响范围	无。
主要风险	无。
意 义 / 预 期收益	1. 节省诊断和治疗时间。 2. 减少了存在健康风险（如放射）的检查项目，从而保持健康。
参考文献	Rodney，H.，An Exploration of Healthcare Inventory and Lean Management in Minimizing Medical Supply Waste in Healthcare Organizations. Walden University–ProQuest Dissertations Publishing，2013.
备注	

七、临床实验室

项目名称	（一）避免在采血和样本采集中的错误
挑战／浪费	1. 样本采集过程中的错误补救代价非常高昂（必须联系患者返回重新采血），不但会导致检测和诊断的延迟，还会导致患者病情恶化。 2. 此类错误有：样本放置容器错误；容器盖子脱落致样本洒出（并可能污染整个采血室和受影响的实验室区域）；样本系统扫描登记错误；标签打印错误或丢失；随意堆放样本容器导致人工耗时分拣；部分样本洒出，甚至丢失。
目标／建议解决方案	1. 通过适当的培训、直观教学和空间规划，改进工作体系以避免样本采集过程中的错误。 2. 使用不同颜色的瓶盖分别标记不同检测项目的样本容器。 3. 在采血室张贴海报，直观展示样本容器的类型。 4. 在采血室中，即时将采血管垂直放入放置架中并装箱，以保证实验室中的安全运输和方便分类。 5. 仔细查对患者信息，确保标签妥善打印和正确粘贴。
相关系统与相关方	相关系统：采血室。 相关方：患者、采血人员。
影响范围	样本的采集和登记。
外部因素	将样本运送至实验室。
非影响范围	实验室行为。
主要风险	如果不做改善，错误采血与采血失败将持续发生。
意义／预期收益	1. 消除采血中的错误。 2. 节省时间和成本。 3. 加快诊断。
参考文献	1. Rana S.V., No Preanalytical Errors in Laboratory Testing: A Beneficial Aspect for Patients. Indian Journal of Clinical Biochemistry, 2012. 2. Lippi, G., Chance, J.J., Church, S., et al. Preanalytical Quality Improvement: From Dream to Reality. Clinical Chemistry and Laboratory Medicine. 2011. 3. Salinas, M., Lopez-Garrigos, M., Flores, E., Gutiérrez, M., Lugo, J., Uris, J. Three Years of Preanalytical Errors: Quality Specifications and Improvement through Implementation of Statistical Process Control. Scandinavian Journal of Clinical and Laboratory Investigation, 2009.
备注	

项目名称	（二）将样本高效地运送至远程实验室
挑战 / 浪费	1. 一些采集样本并将样本运送至临床实验中心的运输系统管理效率低下。通常情况下，这是临时计划、增加运送目的地和线路所导致的结果。低效的组织管理将导致样本交付实验室时间的延迟，同时也会造成运输基础设施（运输车和运输人员）的低效利用。 2. 高价雇用的运输人员常常在迷宫般的走廊里徒步收集样本，而同样高价的运输车却被闲置在一旁。 3. 运输人员经常被派去执行与样本运输无关的事项。 4. 运输时间与交通状况和城市路线的同步性较差。
目标 / 建议解决方案	1. 通过将路线区分为同步进行的本地路线和长途路线，并对每一条路线进行最短时间的优化，由此实现样本的高效城市 / 区域运输。本地路线的运输每 1～2 小时循环一次，负责从附近的几个地点收集样本，并在预定的时间（可能每 1～2 小时）将其运送到长途运输车上，以便长途运输车将其送至实验室。不应该浪费运输人员的时间（以及闲置的运输车）与等待运输人员在迷宫般的医疗中心中步行收集样本。取而代之的是，本地工作人员应定期将样本一起交送至本地运输车的收集点。这些交送的时间应与运输车时间表同步。这样的运输体系将确保任何位置样品的最长运输时间是本地运输车的循环时间加上长途运输车的循环时间。 2. 不要让样本运输的运输车承担任何其他工作（邮件、包裹、跑腿），并将其工作限制于样本运输。指定系统内一些运输车和运输人员执行额外任务，同时保证剩余的运输车和运输人员执行将样本运送到实验中心的任务。 3. 系统实行最小批量并优化最短的测试周转时间。 4. 使用谷歌地图或同等工具实时优化交通路线。
相关系统与相关方	相关系统：将样本从本地医疗中心运送到实验中心的运输车和运输人员。
影响范围	运输车的时间和路线，驾驶员的职责。
外部因素	由本地运输车将样本从本地采血室人工运送至样本收集点。
非影响范围	样本运输以外的差事。
主要风险	一些运输人员的抵制，他们的线路可能会改变，由此影响了以往的个人便利（例如从学校接孩子）。
意义 / 预期收益	1. 通常情况下，提高运输体系效率，缩短检验吞吐时间，有利于更快的诊断。 2. 更好地利用交通基础设施。
参考文献	Oppenheim, B.W., Kanter, M.H., Bueno, O., Dizon, L.D., Farnacio, L.M., Medina, P.L., Moradian, M. M., Tabata, C., Tiffert, M.S., Lean Enablers for Clinical Laboratories. Research in Medical & Engineering Sciences, November 27, 2017.
备注	

项目名称	（三）在整个系统中实行最小批量和样品的持续流动
挑战／浪费	从采血到电子病历贯穿整个临床实验系统，样本的批量处理一直备受诟病。它降低了效率，延长了吞吐时间，降低了整个系统的利用率，极易导致错误和缺陷，被称为"批量生产"灾难。系统应尽可能地减小批量，加快流程。批量处理通常会因为试剂使用、维护需要、轮班工作、结果等待、准确运输等等因素而被谅解。但是，所有这些借口都是站不住脚的，而且已经有文献做出了揭露。
目标／建议解决方案	1. 通过最小化批量和促进从收集、运输、实验室分拣、载装样品到分析仪以及取得最终结果的连续流程来不断优化样品流程。 2. 不要同时对所有机器进行维护和校准，因为这样会停止运转。一次对一台机器进行维护和校准，同时保持其他机器工作。 3. 避免将批量样品储存到第2天。
相关系统与相关方	相关系统：从样品采集到所有样品出具报告、所有采集地点、整个运输系统和实验室操作的结果的整个价值流。
影响范围	整个价值流。
外部因素	无。
非影响范围	无。
主要风险	无。
意义／预期收益	1. 提高检验吞吐速度。 2. 优化高值资源利用。 3. 减少整个系统的浪费。 4. 提早诊断和优化患者照护。 5. 优化样本可追溯性。
参考文献	Oppenheim, B.W., Kanter, M.H., Bueno, O., Dizon, L.D., Farnacio, L.M., Medina, P.L., Moradian, M. M., Tabata, C., Tiffert, M.S., Lean Enablers for Clinical Laboratories. Research in Medical & Engineering Sciences, November 27, 2017.
备注	

项目名称	（四）取消没有价值的附加任务，如手动、单调地将样本从样本试剂瓶转移到分析仪器的试管中。相反，可将仪器管分发给采血人员，在采血室填充，并将它们放在可以直接插入分析仪的消毒托盘中
挑战 / 浪费	临床试验价值链中最浪费的行为之一是将样本从试剂瓶手动转移（倾倒）至分析仪器的试管中。一个大型的国家实验室每年要进行 1500 万次这样的操作。这样是对人力资源的一种荒唐的浪费。这样的转移行为也会导致溢洒（在流行病传播及处理其他受感染的样本时很危险）、样本丢失或破损。
目标 / 建议解决方案	彻底取消样本的手动转移。将分析仪器使用的试管分发给采血室的工作人员，以便在采血室填充，并将它们放在可以直接插入分析仪的消毒托盘中。
相关系统与相关方	试管制造商、样本操作员、采血人员、设备操作员。
影响范围	所有需要手工从一种类型转移到另一种类型的样本容器。
外部因素	无。
非影响范围	不需要手动转移的样本。
主要风险	来自进行手动转移的人员及工会的抵制。
意义 / 预期收益	1. 节省劳动力、成本和检测完成时间。 2. 减少破损、溢洒、污染的风险。
参考文献	Oppenheim, B.W., Kanter, M.H., Bueno, O., Dizon, L.D., Farnacio, L.M., Medina, P.L., Moradian, M. M., Tabata, C., Tiffert, M.S., Lean Enablers for Clinical Laboratories. Research in Medical & Engineering Sciences, November 27, 2017.
备注	

项目名称	（五）对于非 24 小时操作，交错安排工作人员，以便在样品到达实验室的当天完成检测并出具结果。
挑战 / 浪费	在仪器分析样本后，通常必须由临床技术人员或医师 / 博士人工评估并出具检测结果。在第一个班次开始时，由于样本还没有准备好，技术人员没有需要评估的样本。在这个班次结束，或在第 2 个班次时，将持续产出仪器分析后的样本，但评估和出具结果的时间已经不多了。由此导致一部分样本需在第 2 天出结果。这会延迟诊断，且不利于良好的治疗。
目标 / 建议解决方案	将评估和出具结果的工作人员的工作时间与实验室的工作时间错开几小时（延迟开始和延迟结束），以便每天分析的所有样本都可以在同一天进行评估并出具结果。这会减少检测回报时间，且有助于更快地诊断。
相关系统与相关方	出具结果的工作人员。
影响范围	工作人员。
外部因素	无。
非影响范围	无。
主要风险	无。
意义 / 预期收益	1. 每天分析的所有样本可在同一天进行评估并出具结果。 2. 缩短检测完成时间，加快患者的诊断。
参考文献	Oppenheim, B.W., Kanter, M.H., Bueno, O., Dizon, L.D., Farnacio, L.M., Medina, P.L., Moradian, M. M., Tabata, C., Tiffert, M.S., Lean Enablers for Clinical Laboratories, Research in Medical & Engineering Sciences, November 27, 2017.
备注	

项目名称	（六）重新设计实验室空间，最大限度地减少步行以及样本、用品和物料的运送
挑战 / 浪费	一些临床实验室的布局致工作效率低下，它们迫使工作人员大量步行并在工作站之间运送用品和样本。在那些检测量不断增加的实验室尤为如此，从不停下来简化操作。
目 标 / 建 议解决方案	重新设计实验室空间，将工作流程安排为按使用顺序排列的连续工作站，最后一个工作站靠近第一个工作站。这有利于样本和用品的精益流动，并将最大限度地减少动作和运送以及等候的浪费。首先，形成一个基于共识的优良计划。然后一次重整一部分实验室，以免干扰实验室运行。最好在非工作时间进行。
相 关 系 统 与相关方	1. 相关系统：实验室。 2. 相关方：实验室的所有工作人员。
影响范围	实验室的所有活动。
外部因素	无。
非影响范围	无。
主要风险	从旧布局更改为新布局期间的检测中断。
意义 / 预期收益	1. 优化精益工作流程。 2. 减少动作、运送和等候时间的浪费。 3. 加快检测完成时间。 4. 优化工作环境。 5. 加快患者诊断
参考文献	Oppenheim, B.W., Kanter, M.H., Bueno, O., Dizon, L.D., Farnacio, L.M., Medina, P.L., Moradian, M. M., Tabata, C., Tiffert, M.S., Lean Enablers for Clinical Laboratories. Research in Medical & Engineering Sciences, November 27, 2017.
备注	

八、公共卫生

项目名称	（一）在诊前、诊中、诊后使用 KP 式的"整体照护"（Kanter，2013）促进健康并改善慢病照护
挑战／浪费	大多数患者只有在亲自到达诊所的时候，才能获得一次疾病照护。
目标／建议解决方案	1. 计算机技术和互联网使公共卫生取得了巨大进展。Kaiser Permanente 团队（Kanter，2013）创建了一个总体框架和模板，用以拓展慢病照护和健康，管理大量疾病／病症（最近统计为 26 种）。如糖化血红蛋白、高血压、结直肠检查、宫颈乳房检查（两癌筛查）、药物依赖、哮喘等。在每个案例中，方法都是向医务人员显示诊前信息（获取健康信息，并告知患者和医务人员如何准备面诊），诊中信息（全面检查健康参数、检验／治疗和计划免疫、药品更新信息等），以及与所提供先进公共卫生知识保持一致的诊后随访。 2. 一旦创建成功并验证了这个总体框架，它就可以逐步地扩展到新的慢病治疗和健康保健中。 3. 将额外的照护列入前瞻性的办公室会面清单，涉及老年照护、预嘱、出院后照护、免疫接种、健康维护和孕期照护。
相关系统与相关方	整个患者群体。
影响范围	所涉及的疾病／病症。
外部因素	机构外的患者。
非影响范围	无。
主要风险	该方法在某几种公共疾病的成功，使得其在扩展到新的疾病／病症时，面临自满和放松验证确认的风险。
意义／预期收益	大量患者的照护得到显著改善，若没有公共卫生方法是不可能的。
参考文献	Kanter, M., Lindsay, G., Bellows, J. Complete Care at Kaiser Permanente：Transforming Chronic and Preventative Care. Joint Commission Journal on Quality and Patient Safety, 2013.
备注	

项目名称	（二）设计一个传染病流行期间用于病毒高保真测试的高容量现场设施
挑战 / 浪费	正如最近的 COVID-19 大流行所展现的，国家高保真感染检测能力小了好几个数量级。在许多比美国贫穷的国家，使用快速建立的专用现场实验室，可以快速地对几乎 100% 的人口进行检测。在美国，主要临床实验室的检测结果通常需等待 5～10 天，这对于追踪接触者并采取预防措施来说是无用的。假设检测中增值活动的总和以分钟为单位进行计算（样本采集和患者信息收集 2 分钟），运送至检测仪器并样本制备（15 分钟），仪器分析（在快速机器上 30 分钟），并将结果发送至数据库（数秒），患者的电子通知（数秒），目标应为一个检测 1 小时回报。大量的延迟和缓慢的回报时间是批量检验和检验地点设置偏远所致，因此运送到实验室和等待检验结果几乎占用了所有的时间。有一种方法可以做得更好。
目标 / 建议解决方案	在任何可用的大型且合理清洁的停车场上搭建现场检测设施。要求军方对沥青进行消毒，并搭建一个大帐篷。 1. 第 1 个房间没有墙壁，是患者可以驾车或步行通过的通道，设置两站：患者登记和样本采集。登记站应由计算机技术人员使用笔记本电脑进行操作，输入每个患者的身份证，并回答一些健康问题。笔记本电脑将无线连接到帐篷最后一个提供检测结果的房间的服务器（见下文）。采样后患者可以自行离开。根据需要并行创建多对注册 + 采集站，以匹配所需的流量。如果需要，有空间可以添加更多这样的工作站。将通过电子邮件或短信方式通知患者检测结果。如果检测呈阳性，患者还将收到后续更多的指导。将样本收集到一个包含 10 个样本的托盘中，然后手动将托盘运送到下一个房间进行分析。应使用与采集室相邻的一间消过毒的小房间来存放样本采集的工作箱。 2. 在第 2 个房间安装所需的分析仪器（从 10 个平行布置的仪器开始，如果需要，有空间后添加更多仪器）。从最近的电源或发电机向机器供电。警卫队应该帮助完成这项任务。出于卫生目的，该房间应处于正压状态。并联操作仪器。一次对一台机器进行定期维护。在仪器间中，应储存用品和试剂。有一名后勤专家（最好来自部队）负责确保准时交付用品和试剂，以及交付和安装仪器。要求快速交付（尽可能快的运送时间加上少量的储存）。 3. 在第 3 个房间安装服务器。将仪器以电子方式连接到服务器，以便自动上传结果，通知患者，并更新数据库以进行后续检查。 4. 4 号房间应为员工提供服务：个人防护用品（personal protective equipment，PPE）的储存、生物废物的封闭式垃圾箱、带便携式厕所的封闭区域、自助食品的封闭消毒区域：微波炉、咖啡机、冰箱。 按照精益流程安排，登记患者信息并采集样本，将样本装入可直接装入机器的小托盘（批量），将托盘运送至下一个可用分析仪器，在机器完成检验时移除托盘进行清洁，并且在起点处重新开始，以托盘为"单件"，在一个 24 小时 /7 天、不间断、准时、单件流系统中运行。这样的工作组织确保最大容量、最快流转和最短回报时间的实现。

（续表）

相关系统与相关方	现场检验设施、所有准备和操作设施的工作人员。
影响范围	建立和运营设施的所有活动： 1. 军事人员搭建帐篷，安装电源和仪器。 2. 后勤人员组织仪器、发电机、用品、试剂、检验工具箱、个人防护用品、垃圾箱的运送，并组织处理。 3. 电子技术人员安装笔记本电脑和服务器并准备软件。 4. 仪器技术人员操作分析仪器。 5. 与供应商、军队和当地政府进行谈判。
外部因素	检验帐篷外的活动。
非影响范围	检验设施的融资——应由交由当地政府。
主要风险	缺少所需物品，寻求替代资源。
意义 / 预期收益	可以在 1 周内建立一个每天可进行 50 000 次检测的现场检验设施。可以在更短的时间内实现每天再增加 50 000 次检验。
参考文献	Flexx，https://www.flexxproductions.com/news/hospital-field-tents-and-medical-testing-tents-from-flexx-productions/，accessed Sept. 11，2020.
备注	

项目名称	（三）减少白人和少数民族之间疫苗接种率的差异
挑战／浪费	由于戏剧性的历史事件——如针对非裔美国人的 Tuskagee syphilis experiments（图斯卡吉梅毒实验），部分群体对疫苗接种存在严重的不信任。接种比率明显低于白人。
目标／建议解决方案	1. 采取措施减少白人和少数民族之间疫苗接种率的差异。 2. 利用系统中任何一家诊所的所有患者就诊机会对患者进行教育，并在现场接种疫苗。揭穿有关"有害健康"的阴谋言论。 3. 向所有患者分发关于疫苗接种的宣传单。 4. 邀请患者观看教育视频，参加少数民族护士举办的教育活动。 5. 与社区中心（如教堂、学校、体育团体）合作，邀请少数族裔护士进行疫苗接种宣讲，并现场组织疫苗接种。 6. 通过免下车的方式简化接种流程。 7. 与当地电视频道合作推广疫苗接种。
相关系统与相关方	医疗机构的所有患者。社区、诊所、教堂、学校、体育馆。
影响范围	见上面的"目标"。
外部因素	无。
非影响范围	无。
主要风险	缺少成功的经验。坚持尝试不同的方法。如果在给定的时间段内（一次迭代中）还没有观察到成功的经验，依然不要放弃。
意义／预期收益	提高疫苗接种率。改善全体人民的健康。减少疾病造成的经济损失。
参考文献	1. Lu, P., O'Halloran, A., Williams, W.W., Lindley, M.C., Farrall, S., Bridges, C.B.B. Racial and Ethnic Disparities in Vaccination Coverage among Adult Population. American Journal of Preventive Medicine, 2015. 2. Pattin, A.J., Disparities in the Use of Immunization Services Among Underserved Minority Patient Populations and the Role of Pharmacy Technicians: A Review. Journal of Pharmacy Technology, 2017.
备注	

项目名称	（四）提高 COVID-19（新冠病毒肺炎）、流感和其他常规疫苗的接种率
挑战 / 浪费	两种不同但有些重叠的原因阻碍了流感 / 标准疫苗和 COVID-19（新冠病毒肺炎）疫苗的大规模接种。由于某些毫无价值的网站宣传了一些反对疫苗接种的阴谋言论（如"流感疫苗导致自闭症"），导致社会中有相当一部分人反对接种流感和其他常规疫苗。对于 COVID-19（新冠病毒肺炎）疫苗，一些人不相信"疫苗接种的不合理发展速度"，宁愿等待，观察疫苗接种的有效性和安全性。
目标 / 建议解决方案	1. 在包括社交网络和传统媒介（电视、报纸）在内的大众媒体上开展大规模的持续宣传教育活动。作为一个公共卫生问题，这样的行为应该由联邦和州政府买单。同时由市场营销专家和社区领袖制作，使用值得信赖的健康专家宣传推广。 2. 由护士对所有诊所患者进行宣传教育。 3. 在 12 年级和高等学校中进行宣传教育。 4. 学校董事会应禁止未接种疫苗的儿童入学。 5. 在社交活动（如教堂）中开展宣传教育活动。 6. 对于 COVID-19（新冠病毒肺炎），航空公司在出售机票时需提供疫苗接种证明。 7. 车辆管理局在申请或续签驾照时需提供疫苗接种证明。 8. 用人单位应要求提供疫苗接种证明，作为其继续从业的条件。
相关系统与相关方	整个社会。
影响范围	所有尚未接种疫苗的人。
外部因素	无。
非影响范围	已经接种疫苗的人。
主要风险	来自社会边缘群体的抵制，他们会抱怨"缺乏自由"和"政府操控"行为。
意义 / 预期收益	1. 消除使人衰弱或致命的疾病，包括 COVID-19（新冠病毒肺炎）。 2. 经济复兴。
参考文献	1. Chen, F., Stevens, R. Applying Lessons from Behavioral Economics to Increase Flu Vaccination Rates. Health Promotion International, 2017. 2. Dexter, L.J., Teare, M.D., Dexter, M., Siriwardena, A.N., Read, R.C. Strategies to Increase Influenza Vaccination Rates: Outcomes of a Nationwide Cross-Sectional Survey of UK General Practice. BMJ Open, 2012.
备注	

项目名称	（五）实施远程血压监测并自动将数据上传至电子病历
挑战 / 浪费	高血压患者需要经常监测血压。传统仪器的使用很不方便，并且患者必须记得将当前测量数据手动填写到电子病历程序中。正是因为很不方便，所以患者没有按照其要求经常测量，从而造成健康风险。
目 标 / 建 议解决方案	1. 现代自动化仪器能够自动测量并将数据自动上传到电子病历中，使该设备非常方便和可靠。 2. 必须说服患者佩戴监测仪器并学习如何使用。 3. 开展强有力的公众健康倡议活动，并邀请患者参与。 4. 每次接触到相关领域的医务人员时都应再次发出邀请，并告知其这么做的好处。 5. 向需要的患者发送电子邮件和传单。
相 关 系 统 与相关方	相关系统：需要远程血压监测仪器的患者。参与了患者宣传教育的人，他们使患者了解该仪器的好处并指导患者如何使用。
影响范围	血压监测。
外部因素	仪器的设计。
非影响范围	监测其他生命体征。
主要风险	一些怀疑隐私泄露的患者的心理抗拒。
意义 / 预期收益	1. 系统、可靠的血压监测。 2. 能够即刻通过短信告知患者，当前读数过高，并且患者必须立即采取建议的行动。 3. 患者更加健康，减少心脏病发作和脑卒中。
参考文献	1. Safavi, K.C., Driscoll, W., Wiener-Kronish, J.P., Remote Surveillance Technologies：Realizing the Aim of Right Patient, Right Data, Right Time. Anesthesia and Analgesia, 2018. 2. Genes, N., Violante, S., Cetrangol, C., Rogers, L., Schadt, E.E., Chan, Y.Y.C. From Smartphone to EHR：A Case Report on Integrating Patient-Generated Health Data. Nature. June 2018.
备注	

项目名称	（六）实施远程血糖监测并自动将数据上传至电子病历
挑战 / 浪费	糖尿病患者需要经常监测血糖。传统仪器的使用很不方便，并且患者必须记得将当前测量数据手动填写到电子病历程序中。正是因为很不方便，所以患者没有按照其要求的经常测量，从而造成健康风险。
目标 / 建议解决方案	1. 现代自动化仪器能够自动测量并将数据自动上传到电子病历中，使该设备非常方便和可靠。 2. 必须说服患者佩戴监测仪器并学习如何使用。 3. 开展强有力的公众健康倡议活动，并邀请患者参与。 4. 每次接触到相关领域的医务人员时都应再次发出邀请，并告知其这么做的好处。 5. 向需要的患者发送电子邮件和传单。
相关系统与相关方	相关系统：需要远程血糖监测仪器的患者。参与了患者宣传教育的人，他们使患者了解该仪器的好处并指导患者如何使用。
影响范围	血糖监测。
外部因素	仪器的设计。
非影响范围	监测其他生命体征。
主要风险	一些怀疑隐私泄露的患者的心理抗拒。
意义 / 预期收益	1. 系统、可靠的监测血糖。 2. 能够即刻通过短信告知患者，当前读数过高，并且患者必须立即采取建议的行动。 3. 患者更加健康，减少糖尿病并发症。
参考文献	1. Espinoza, J., Shah, P., Raymond, J. Integrating Continuous Glucose Monitor Data Directly into the Electronic Health Record：Proof of Concept. Diabetes Technology and Therapeutics，July 2020. 2. Benhamou, P.Y. Improving Diabetes Management with Electronic Health Records and Patients' Health Records. Diabetes and Metabolism, December 2011.
备注	

项目名称	（七）采用自助心理健康应用程序，并向患者推广，以改善公共卫生
挑战 / 浪费	在许多医疗机构中，精神疾病患者无法像一些人那样经常见到医务人员，而在需要时无法见到医务人员，往往不利于患者的健康，增加焦虑，并可能加重病情。
目标 / 建议解决方案	免费向心理健康患者提供一个或多个最近推出的应用程序，如 Calm 或 My Strength，让患者在应用程序的指导下，通过瑜伽、正念思考和放松来稳定病情。一些应用程序可以并且应该采取基于预备咨询的定制化服务。
相关系统与相关方	适合使用自助应用程序的心理健康患者。
影响范围	机构批准使用的应用程序。
外部因素	应用程序供应商。
非影响范围	机构未批准使用应用程序。
主要风险	可能会被一些患者滥用。
意义 / 预期收益	1. 在应用程序的指导下，患者使用瑜伽、正念思考和放松来稳定病情的能力。 2. 减少面对面的访问需求。
参考文献	1. Bakker，D.，Kazantzis，N.，Rickwood，D.，Rickard，N. A Randomized Controlled Trial of Three Smartphone Apps for Enhancing Public Mental Health. Behaviour Research and Therapy. 2018. 2. Donker，T.，Petrie，K.，Proudfoot，J.，Clarke，J.，Birch，M.R.，Christensen，H. Smartphones for Smarter Delivery of Mental Health Programs：A Systematic Review. Journal of Medical Internet Research. 2013. 3. Payne，H.E.，Lister，C.，West，J.H.，Bernhardt，J.M. Behavioral Functionality of Mobile Apps in Health Interventions：A Systematic Review of the Literature. JMIR Mhealth Uhealth. 2015.
备注	

项目名称	（八）实施邮寄药房，建立合作药房网络
挑战 / 浪费	1. 需要亲自步行至药店配药，给许多患者带来了极大的不便。 2. 患者随机选择药店将使得处方书写存在风险：医生手写处方，患者带着处方去其自行选择的药店配药，可能会出错。
目标 / 建议解决方案	1. 自行组织或与现有的药店订立合约，来提供高效、快速周转（最多24 小时）的药品邮寄服务，由于数量较大，可协商价格折扣。 2. 使用患者信息管理电子平台系统（ePIMS）或类似的软件来以电子方式传输处方。 3. 要求所有合作药店使用患者信息管理电子平台系统软件。 4. 邀请本区域内现有的药店采用电子方式传输处方。 5. 电子处方最大限度地减少了手写处方的错误。
相关系统与相关方	相关系统：所有合作药店、患者信息管理电子平台系统软件。 相关方：患者、医务人员、药店管理者。
影响范围	网络内的药店。
外部因素	药店的管理。
非影响范围	网络之外的药店。
主要风险	无。
意义 / 预期收益	1. 方便患者：将处方邮寄到患者家中。 2. 减少手写 / 阅读处方的错误。
参考文献	Kappenman, A.M., Ragsdale, R., Rim, M.H., Tyler, L.S., Nickman, N.A., Implementation of a Centralized Mail-Order Pharmacy Service. American Journal of Health-system Pharmacy：AJHP：Official Journal of the American Society of Health-system Pharmacists，September 2019.
备注	

134

参考文献

[1] Al-Araidah, O., Momani, A., Khasawneh, M., Momani, M. *Lead-Time Reduction Utilizing Lean Tools Applied to Healthcare: The Inpatient Pharmacy at a Local Hospital.* Journal for Healthcare Quality, Vol. 32. No. 1, 59–66, Jan-Feb 2010.

[2] Albrecht, U., Behrends, M., Matthies, H.K., Jan, U.V. Usage of Multilingual Mobile Translation Applications in Clinical Settings. JMIR Mhealth Uhealth, 2013 Apr 23;1(1):e4.

[3] Algauer, A., Rivera, S., Faurote, R. *Patient-Centered Care Transition for Patients Admitted through the ED: Improving Patient and Employee Experience.* Journal of Patient Experience, Vol. 2. No. 1, 25–28, May 2015.

[4] Andrea, C. *Waste Savings in Patient Transportation Inside Large Hospitals using Lean Thinking Tools and Logistic Solutions.* Leadership in Health Services, 10.1108/LHS-05-2012-0013.

[5] Ansell, D., Crispo, J.A.G., Simard, B. et al. *Interventions to Reduce Wait Times for Primary Care Appointments: A Systematic Review.* BMC Health Services Research, Vol 17, pg 295, 2017.

[6] Balch, H. The Front Line: Think Outside the Tray and Make the Most of Your Sterile Processing Career, Ultra Clean Systems, Incorporated, 2020.

[7] Bakker, D., Kazantzis, N., Rickwood, D., Rickard, N. *A Randomized Controlled Trial of Three Smartphone Apps for Enhancing Public Mental Health.* Behaviour Research and Therapy, 2018 Oct;109:75–83.

[8] Balestracci, D. Data Sanity: A Quantum Leap to Unprecedented Results, 2nd Edition, MGMA, 2015.

[9] Benhamou, P.Y. *Improving Diabetes Management with Electronic Health*

Records and Patients' Health Records. Diabetes and Metabolism, 2011 Dec;37 Suppl 4:S53–6.

[10] Berry, L.L., Rock, B.L., Houskamp, B.S., Brueggeman, J., Tucker, L. *Care Coordination for Patients with Complex Health Profiles in Inpatient and Outpatient Settings.* May Foundation for Medical Education and Research, February 2013.

[11] Bresnick, J. *Patient Navigators Shave Hours from Hospital Discharge Times; Patient Navigators May be the Key to Reducing Hospital Discharge Times and Preventing Admissions Traffic Jams*, Health IT Analytics, June 30, 2016.

[12] Brandenburg, L., Gabow, P., Steele, G., Toussaint, J., Tyson, B. *Innovation and Best Practices in Health Care Scheduling.* Institute of Medicine of the National Academies, 2015.

[13] Bresnick, J. *Patient Navigators Shave Hours from Hospital Discharge Times; Patient Navigators May Be the Key to Reducing Hospital Discharge Times and Preventing Admissions Traffic Jams.* Health IT Analytics, June 30, 2016.

[14] Brown, F. SELP Director, Loyola Marymount University, Los Angeles, private communication with the author, 2009.

[15] Byczkowski, M. *Collaborating for a Better Tomorrow: The Operating Room of the Future*, www.digitalistmagazine.com, accessed Sept. 11, 2020.

[16] Carter, A.B. The Under Secretary of Defense, Acquisition, Technology and Logistics, Memorandum for Acquisition Professionals, June 28, 2010.

[17] Carter, N., Valaitis, R.K., Lam, A., Feather, J., Nicholl, J., Cleghorn, L. *Navigation Delivery Models and Roles of Navigators in Primary Care: A Scoping Literature Review.* BMC Health Services Research, Vol. 18, pg 96, 2018.

[18] Charnow, C., Modi, P., Sage, A., Staton, M. Analysis of the Instrument Picking Process in a Case Cart System at the University of Michigan Hospital, University of Michigan Health System: Program and Operations Analysis, 2010.

[19] Caesar, U., Karlsson, J., Olsson, L., Samuelsson, K., Hannsson-Olofsson,

E. *Incidence and Root Causes of Cancellations for Elective Orthopaedic Procedures: A Single Center Experience of 17,625 Consecutive Cases*. Patient Safety in Surgery, 2014.

[20] Chen, F., Stevens, R. *Applying Lessons from Behavioral Economics to Increase Flu Vaccination Rates*. Health Promotion International, 2017.

[21] Chenoweth, D.H., Garrett, J. *Cost-Effectiveness Analysis of a Worksite Clinic.* American Association of Occupational Health Nurses, Vol. 54. No. 2, February 2006.

[22] Chowdhury, D., Duggal, A.K. *Intensive Care Unit Models: Do You Want Them to Be Open Or Closed?* A Critical Review. Neurol India, 2017.

[23] Chapuis, C., Roustit, M., Bal, G., Schwebel, C., Pansu, P., David-Tchouda, S., Foroni, L., Calop, J., Timsit, J., Allenet, B., Bosson, J., Bedouch, P. *Automated Drug Dispensing System Reduces Medication Errors in an Intensive Care Setting*. Critical Care Medicine, 2010.

[24] Clausing, D. Total Quality Development: A Step - By - Step Guide to World – Class Concurrent Engineering, ASME Press, New York, 1994.

[25] Computertalk, *Key Features that Power Pharmacy Workflow Efficiency*, https://www.computertalk.com/key-features-that-power-workflow-efficiency/, May/June 2020, accessed Sept.11, 2020.

[26] Dexter, L.J., Teare, M.D., Dexter, M., Siriwardena, A.N., Read, R.C. *Strategies to Increase Influenza Vaccination Rates: Outcomes of a Nationwide Cross-Sectional Survey of UK General Practice*. BMJ Open, 2012.

[27] DODAF (Architecture Framework), V2.0, May 28, 2009.

[28] Dodds, S. R. *Systems Engineering in Healthcare – a Personal UK Perspective.* Future Healthcare Journal, Vol. 5, No. 3, 2018.

[29] Donker, T., Petrie, K., Proudfoot, J., Clarke, J., Birch, M.R., Christensen, H. *Smartphones for Smarter Delivery of Mental Health Programs: A Systematic Review*. Journal of Medical Internet Research, 2013 Nov 15;15(11):e247.

[30] Doucet, S., Luke, A., Splane, J., Azar, R. *Patient Navigation as an Approach*

to Improve the Integration of Care: The Case of NaviCare/SoinsNavi. International Journal of Integrated Care, Vol. 19. No. 4, pg 7, 2019.

[31] Dumasia, L., Harris, E., Drelichman, A. *Quality Performance Improvement with the Implementation of Standard Chemotherapy Order Forms.* Journal of Oncology Practice, Vol. 2. No. 3, 104–107, May 2006.

[32] Elhauge, E. The Fragmentation of U.S. Health Care: Causes and Solutions, 1st Edition, Oxford, 2010.

[33] Enthoven, A.C. *Integrated Delivery Systems: The Cure for Fragmentation.* American Journal of Managed Care, 2009 Dec;15(10 Suppl):S284–90.

[34] Espinoza, J., Shah, P., Raymond, J. *Integrating Continuous Glucose Monitor Data Directly into the Electronic Health Record: Proof of Concept.* Diabetes Technology and Therapeutics, July 2020.

[35] Fanmuy, G. *Lean Systems Engineering Working Group Meeting,* INCOSE 2010 International Symposium, Chicago, July 10–15, 2010.

[36] Flexx, https://www.flexxproductions.com/news/hospital-field-tents-and-medicaltesting-tents-from-flexx-productions/, accessed Sept. 11, 2020.

[37] Fuentes, A., Shields, J., Chirumamilla, N., Martinez, M., Kaafarani, H., Yeh, D.D., White, B., Filbin, M., DePesa, C., Velmahos, G., Lee, J. *"One-Way-Street" Streamlined Admission of Critically Ill Trauma Patients Reduces Emergency Department Length of Stay.* Internal and Emergency Medicine, October 2017.

[38] GAO, Space Acquisitions: Major Space Programs Still at Risk for Cost and Schedule Increases, GAO - 08 - 552T, Washington, DC, Mar. 2008b.

[39] Genes, N., Violante, S., Cetrangol, C., Rogers, L., Schadt, E.E., Chan, Y.Y.C. *From Smartphone to EHR: A Case Report on Integrating Patient-Generated Health Data.* Nature. June 2018.

[40] Gladwell, M. The Tipping Point, How Little Things Can make Big Difference, Back Bay Books, 2000.

[41] Goundrey-Smith, S. *Pharmacy Automation.* Information Technology in

Pharmacy, 2012.

[42] Graban, M. Lean Hospitals: Improving Quality, Patient Safety, and Employee Engagement, 2nd Edition, CRC Press, 2012.

[43] Granja, C., Almada-Lobo, B., Janela, F., Seabra, J., Mendes, A. *An Optimization based on Simulation Approach to the Patient Admission Scheduling Problem: Diagnostic Imaging Department Case Study*. Journal of Digital Imaging, Vol. 27. No. 1, 33–40, Feb 2014.

[44] Grissinger, M., Litman, R.S. *Pro/Con Debate: Color-Coded Medication Labels – CON: Anesthesia Drugs Should NOT Be Color-Coded*. APSF, Vol. 33. No. 3, February 2019.

[45] Gupta, S., Kapil, S., Sharma, M. *Improvement of Laboratory Turnaround Time using Lean Methodology*. International Journal of Health Care Quality Assurance, Vol. 31. No. 14, 295–308, May 14, 2018.

[46] Hales, B., Terblanche, M., Fowler, R., Sibbald, W. *Development of Medical Checklists for Improved Quality of Patient Care*. International Journal for Quality in Health Care, Vol. 20. No. 1, February 2008.

[47] Harry, M., Schroeder, R. Six Sigma: The Breakthrough Management Strategy Revolutionizing The World's Top Corporations. Currency Doubleday, 2000.

[48] HBR, Ed., *Manufacturing Excellence at Toyota*, Harvard Business School Series, paperback, 2008.

[49] HEALTHNOVEMBER, *Nurse Recruitment: Best Practices for Hiring Top Talent*, https://www.wolterskluwer.com/en/expert-insights/nurse-recruitment-bestpractices-for-hiring-top-talent, HEALTHNOVEMBER 06, 2018.

[50] Honour, E. *Systems Engineering Return on Investment*, Paper 11.4.2, INCOSE 2010 International Symposium, Chicago, July 10–15, 2010.

[51] Hovlid, E., Plessen, C.V., Haug, K., Aslaksen, A.B., Bukve, O. *A New Pathway for Elective Surgery to Reduce Cancellation Rates*. BMC Health Services Research, 2012 Jun 11;12:154.

[52] IHI, Closing the Loop: *A Guide to Safer Ambulatory Referrals in the EHR Era*,

Cambridge IISE Transactions on Healthcare Systems Engineering (monthly), December 2017.

[53]   INCOSE HWG, https://www.incose.org/hwg-past-conferences, last accessed 7–16-2020.

[54]   INCOSE, Guide for Writing Requirements Summary Sheet, TechGuideWRsummary2019Soft, INCOSE, 2019.

[55]   INCOSE, Systems Engineering Vision 2020, INCOSE-TP-2004-004-02, Rev. 2.03, 2007.

[56]   IOM, Crossing the Quality Chasm: A New Health System for the 21st Century, Institute of Medicine, Committee on Quality of Health Care in America, PMID: 25057539, National Academies Press, 2001.

[57]   Jacobson, C.T. TRW 1901–2001, TRW Inc., Cleveland, Ohio, 2001.

[58]   Jafari, M. *Reducing Turnover Time to Improve Efficiency in the Operating Room*. USF Master's Projects and Capstones, 2017 (note: this reference deals with OR turnover, but some tools and concepts also apply to hospital room turnover).

[59]   Jain, K., Sahran, D., Singhal, M., Misra, M.C. *A Novel Way of Linen Management in an Acute Care Surgical Center*. Indian Journal of Surgery, January 2017.

[60]   Jimmerson C. Value Stream Mapping for Healthcare Made Easy, ISBN-13: 978-1420078527, Productivity Press, 2010.

[61]   Janik, L.S., Vender, J.S. *2020 Pro/Con Debate: Color-Coded Medication Labels – PRO: Color-Coded Medication Labels Improve Patient Safety*. APSF, February 2020.

[62]   Kaiser Health News, *Unnecessary Medical Tests, Treatments Cost $200 Billion Annually, Cause Harm*. Kaiser Health News, May 2, 2017.

[63]   Kaiser Permanente, https://www.hdrinc.com/portfolio/kaiser-permanente-reimagining-ambulatory-design, last accessed Sept. 11, 2020.

[64]   Kanter, M.H., Lindsay, G., Bellows, J., Chase, A. *Complete Care at*

Kaiser Permanente: Transforming Chronic and Preventive Care. The Joint Commission Journal on Quality and Patient Safety, Vol. 39. No. 11, November 2013.

[65]   Kappenman, A.M., Ragsdale, R., Rim, M.H., Tyler, L.S., Nickman, N.A. *Implementation of a Centralized Mail-Order Pharmacy Service*. American Journal of Health-system Pharmacy: AJHP: Official Journal of the American Society of Health-system Pharmacists, 2019 Sep 1;76(Supplement_3):S74-S78.

[66]   Klas Arch Collaborative Reports on EMRs, https://klasresearch.com/reports, accessed Sept. 11, 2020.

[67]   Kohn, L.T., Corrigan, J.M., Donaldson, M.S. To Err is Human: Building a Safer Health System, Institute of Medicine (US) Committee on Quality of Health Care in America, PMID: 25077248, National Academies Press, 2000.

[68]   Kurani, N., McDermott, D. *How Does the Quality of the U.S. Healthcare System Compare to Other Countries? KFF Chart Collections*. Quality of Care, July 2020.

[69]   Laxmisan, A., Hakimazada, F., Sayan, O.R., Green, R.A., Zhang, J., Patel, V.L. *The Multitasking Clinician: Decision-Making and Cognitive Demand During and After Team Handoffs in Emergency Care*. International Journal of Medical Informatics, 2007;76(11–12):801–11.

[70]   Leppin, A.L., Gionfriddo, M.R., Kessler, M., Brito, J.P., Mair, F.S., Gallacher, K., Wang, Z., Erwin, P.J., Sylvester, T., Boehmer, K., Ting, H.T., Murad, M.H., Shippee, N.D., Montori, V.M. *Preventing 30-Day Hospital Readmissions: A Systematic Review and Meta-Analysis of Randomized Trials*. The Journal of the American Medical Association Internal Medicine, July 2014;174(7):1095–1107.

[71]   Liker, J. K. The Toyota Way, 14 Management Principles, McGraw Hill, 2004.

[72]   Lin, A.C., Jang, R., Sedani, D., Thomas, S., Barker, K.N., Flynn, E.A. *Re-Engineering A Pharmacy Work System and Layout to Facilitate Patient Counseling*. American Journal of Health-System Pharmacy, 1996

53(13):1558–64.

[73] Lippi, G., Chance, J.J., Church, S., et al. *Preanalytical Quality Improvement: From Dream to Reality.* Clinical Chemistry and Laboratory Medicine. 2011.

[74] Lockheed Martin, *Risk and Opportunity Management, webinar,* https://www. lockheedmartin.com/content/dam/lockheed-martin/eo/documents/suppliers/ training-2017-risk-opportunity-mgmt.pdf, accessed July 17, 2020.

[75] Lu, P., O'Halloran, A., Williams, W.W., Lindley, M.C., Farrall, S., Bridges, C.B.B. *Racial and Ethnic Disparities in Vaccination Coverage among Adult Population.* American Journal of Preventive Medicine. 2015 Dec;49(6 Suppl 4):S412–25.

[76] McGough, P.M., Jaffy, M.B., Norris, T.E., Sheffield, P., Shumway, M. *Redesigning Your Workspace to Support Team-Based Care.* American Academy of Family Physicians, 2013 Jul-Aug;20(4):6.

[77] Maguire, P. *How to Streamline Discharges. A Medical Center Eliminates Discharge Bottlenecks in the Pharmacy.* Today's Hospitalists, October 2018.

[78] Marcus, C. *Strategies for Improving the Quality of Verbal Patient and Family Education: A Review of the Literature and Creation of the EDUCATE model.* Health Psychology and Behavioral Medicine, 2014 Jan 1;2(1):482–495.

[79] Masland, M.C., Lou, C., Snowden, L. *Use of Communication Technologies to Cost-Effectively Increase the Availability of Interpretation Services in Healthcare Settings.* Telemedicine Journal and E-Health, Jul-Aug 2010;16(6):739–45.

[80] McManus, H.L. Product Development Value Stream Mapping Manual, LAI Release Beta, Massachusetts Institute of Technology, LAI, April 2004.

[81] Morgan, M. J., Liker, J. K. Toyota Product Development System, Productivity Press, 2006.

[82] Murman, E. M., Allen, T., Bozdogan, K., Cutcher – Gershenfeld, J., McManus, H., Nightingale, D., Rebentisch, E., Shields, T., Stahl, F., Walton, M., Warmkessel, J., Weiss,. S., Widnall, S. Lean Enterprise Value: Insights from

MIT's Lean Aerospace Initiative, Palgrave, Hampshire, 2002.

[83] Ninan, N., Roy, J.C., Thomas, M.R. *Benefits of Cross-Training: Scale Development and Validity*. Prabandhan Indian Journal of Management, Volume 12, Issue 6, June 2019.

[84] Nunn, R. Parsons, J., Shambaugh, J. A Dozen Facts about the Economics of the US Healthcare System, Brookings, March 10, 2020.

[85] Oehmen, J. The Guide to Lean Enablers for Managing Engineering Programs, LAI MIT-PMI-INCOSE, 2012.

[86] Oppenheim, B.W. *Lean Product Development Flow*, J. of Systems Engineering, Vol. 7, No. 4, 2004.

[87] Oppenheim, B.W. Lean for Systems Engineering with Lean Enablers for Systems Engineering, Wiley Series in Systems Engineering and Management, Wiley, 2011.

[88] Oppenheim, B.W., Kanter, M.H., Bueno, O, Dizon, L.D., Farnacio, L.M., Medina, P.L., Moradian, M. M., Tabata, C., Tiffert, M.S. *Lean Enablers for Clinical Laboratories*. Research in Medical & Engineering Sciences, November 27, 2017.

[89] Paine, C.W., Goel, V.V., Ely, E., Stave, C.D., Stemler, S., Zander, M., Bonafide, C.P. *Systematic Review of Physiological Monitor Alarm Characteristics and Pragmatic Interventions to Reduce Alarm Frequency*. Journal of Hospital Medicine, December 2016 Feb;11(2):136–44.

[90] Papalexi, M., Bamford, D., Dehe, B. *A Case Study of Kanban Implementation within the Pharmaceutical Supply Chain*. International Journal of Logistics Research and Applications, Volume 19, 2016 - Issue 4.

[91] Pattin, A.J., *Disparities in the Use of Immunization Services among Underserved Minority Patient Populations and the Role of Pharmacy Technicians: A Review*. Journal of Pharmacy Technology, 2017 Oct; 33(5): 171–176.

[92] Poulter, B., *Ways To Help Eliminate Unscheduled Downtime*, Dassault

Systems, February 4, 2015.

[93] Payne, H.E., Lister, C., West, J.H., Bernhardt, J.M. *Behavioral Functionality of Mobile Apps in Health Interventions: A Systematic Review of the Literature*. JMIR Mhealth and Uhealth, Vol 3, No 1 (2015): Jan-Mar.

[94] PCAST, *Better Health Care and Lower Costs: Accelerating Improvement through Systems Engineering*, Report to the President, Presidential Council of Advisors on Science and Technology, White House, 2014.

[95] Pharmacy Technology, https://www.pharmacytechnologysolutions.ca/pharmaclikrx-doc/Content/Workflow/Workflow%20Tab.htm, accessed Sept. 11, 2020.

[96] Rama, F. D. *Role of a Nurse Navigator and Care Pathways in an Integrated Prostate Cancer Care Program*, Journal of Clinical Pathways, Vol. 5. No. 7. Pg. 33–38, 2019.

[97] Rana, S.V. *No Preanalytical Errors in Laboratory Testing: A Beneficial Aspect for Patients*. Indian Journal of Clinical Biochemistry, 2012 Oct; 27(4): 319–321.

[98] Rebentisch, E. Ed., Integrating Program Management and Systems Engineering: Methods, Tools, and Organizational Systems for Improving Performance, 1st Edition, ISBN-13: 978-1119258926PMI, INCOSE, Wiley, 2017.

[99] Reiling, J., Hughes, R.G., Murphy, M.R. *The Impact of Facility Design on Patient Safety*. Patient Safety and Quality: An Evidenced-Based Handbook for Nurses, Agency for Healthcare Research and Quality (US); April 2008, Chapter 28.

[100] Rivera, A.J., Karsh, B.T. *Interruptions and Distractions in Healthcare: Review and Reappraisal*. Qual Saf Health Care, 2010 August, 19(4): 304–312.

[101] Robinson, E.T., Schafermeyer, K.W. *Cross Training of Hospital Pharmacy Technicians*. Pharmacy Practice Management Quarterly, 1996 Apr;16(1):

72–8.

[102] Rodney, H. An Exploration of Healthcare Inventory and Lean Management in Minimizing Medical Supply Waste in Healthcare Organizations, Walden University – ProQuest Dissertations Publishing, 2013.

[103] Safavi, K.C., Driscoll, W.,Wiener-Kronish, J.P. *Remote Surveillance Technologies: Realizing the Aim of Right Patient, Right Data, Right Time.* Anesthesia and Analgesia, 2018.

[104] Sinclair, A., Eyre, C., Shuard, R., Correa, J., Guerin, A. *Introduction of Pharmacy Technicians Onto a Busy Oncology Ward as Part of the Nursing Team.* European Journal of Hospital Pharmacy, 2018 Mar; 25(2): 92–95.

[105] Sage, A.P., Rouse, W.B. Handbook of Systems Engineering and Management, 2nd Edition, ISBN-13: 978-0470083536, Wiley, 2020.

[106] Salinas, M., Lopez-Garrigos, M., Flores, E., Gutiérrez, M., Lugo, J., Uris, J. *Three Years of Preanalytical Errors: Quality Specifications and Improvement through Implementation of Statistical Process Control.* Scandinavian Journal of Clinical and Laboratory Investigation. 2009;69(8):822-6.

[107] Sendelbach, S., Funk, M. *Alarm Fatigue: A Patient Safety Concern.* Advanced Critical Care, Oct-Dec 2013;24(4):378–86.

[108] Serper, M., Volk, M.L. *Current and Future Applications of Telemedicine Optimize the Delivery of Care in Chronic Liver Disease.* Clin Gastroenterol Hepatol. 2018 Feb; 16(2): 157–161.

[109] Smith, C.D., Balatbat, C., Corbridge, S., Dopp, A.L., Fried, J., Harter, R., Landefeld, S., Martin, C.Y., Opelka, F., Sandy, L., Sato, L., Sinsky, C. *Implementing Optimal Team-Based Care to Reduce Clinician Burnout.* National Academy of Medicine, September 2018.

[110] Solet, J.M., Barach, P.R. *Managing Alarm Fatigue in Cardiac Care.* Progress in Pediatric Cardiology, January 2012, 33(1):85–90.

[111] Speicher, S., https://sean-story.wistia.com/medias/bs62oygize, accessed Sept. 11, 2020.

[112] Spewak, S.H., Zachman, J.A., Hill, S.C. Enterprise Architecture Planning: Developing a Blueprint for Data, Applications, and Technology, Wiley, 1992.

[113] Sullivan, P., Soefje, S., Reinhart, D., McGeary, C., Cabie, E.D. *Using Lean Methodology to Improve Productivity in a Hospital Oncology Pharmacy*. American Journal of Health-System Pharmacy, 2014 Sep 1;71(17):1491–8.

[114] The UK Royal Academy of Engineering, *Engineering Better Care*, 2017.

[115] Verbano, C., Crema, M., Nicosia, F. *Visual Management System to Improve Care Planning and Controlling: The Case of Intensive Care Unit*. Production Planning and Control – The Management of Operations, June 2017.

[116] Walden, D.D., Roedler, G.J., Forsberg, K.J., Hamelin, R. D., Shortell, T.M. Systems Engineering Handbook: A Guide for System Life Cycle Processes and Activities, 4th Edition, INCOSE, ISBN: 978-1-118-99940-0, 2015.

[117] Wang, B.N., Brummond, P., Stevenson, J.G. *Comparison of Barcode Scanning by Pharmacy Technicians and Pharmacists' Visual Checks for Final Product Verification*. American Journal of Health-System Pharmacy. 2016 Mar 1;73(5):266.

[118] Ward, B. *Close the Loop on Test Results*. Patient Safety Monitor Journal, February 18, 2020.

[119] Wedgewood, I. Lean Six Sigma, A Practitioner's Guide, Prentice Hall, 2007.

[120] Vernon, D., Brown, J.E., Griffiths, E., Nevill, A.M., Pinkney, M. *Reducing Readmission Rates through a Discharge Follow-Up Service*. Future Healthcare Journal, 2019 Jun;6(2):114–117. (This text is for hospitals, but also applies to clinics).

[121] Wikipedia, "V-Model", Accessed July 2, 2020.

[122] Womack, J.P., Jones, D.T. Lean Thinking. Simon & Shuster, 1996.

[123] Womack, J.P., Jones, D.T., Roos, D. The Machine That Changed the World, The Story of Lean Production, The MIT International Motor Vehicle Program, Harper – Perennial, 1990.

[124] Yoshida, H., Rutman, L.E., Chen, J., Enriquez, B.K., Woodward, G.A.,

Mazor, S.S., *Waterfalls and Handoffs: A Novel Physician Staffing Model to Decrease Handoffs in a Pediatric Emergency Department.* Annals of Emergency Medicine – An International Journal, 2019 Mar;73(3):248–254.

[125]   Zubatsky, M., Pettinelli, D., Salas, J., Davis, D. *Associations Between Integrated Care Practice and Burnout Factors of Primary Care Physicians.* Family Medicine, 2018; 50(10):770-774.

缩略语

A1C	A blood test measuring a 3-month average level of blood glucose	测量既往 3 个月内血糖平均水平的血液检查
AOA	Analysis of Alternatives	替代方案分析
AMA	American Medical Association	美国医学会
ASEE	American Society of Electrical Engineers	美国电气工程师协会
ASME	American Society of Mechanical Engineers	美国机械工程师协会
AYA	Adolescents and Young Adults-a distinct group of cancer patients	青少年和年轻成人——一组独特的癌症患者群体
CaPA	California Physicians Alliance	加利福尼亚州医师联盟
CDC	Center for Disease Control	疾病控制中心
ConOps or CONOPS	Concept of Operations	行动说明
COVID-19	Coronavirus causing the 2020 pandemic	引发 2020 年大流行的冠状病毒肺炎
CS VSM	Current State Value Stream Map, a tool of Lean	现状价值流图，即一种精益工具
DF1	Data Flow View 1（one of DODAF views）	数据流视图 1（国防部体系架构框架的视图之一）

DME	Durable Medical Equipment	耐用医疗设备
DODAF	Department of Defense Architectural Framework	国防部体系架构框架
Dx	Diagnosis	诊断
ED	Emergency Department	急诊部
EHR	Electronic Health Record	电子病历
EKG	Electrocardiogram	心电图
EVS	Environmental Services	环境服务
FS VSM	Future State Value Stream Map, a tool of Lean	未来状态价值流图，即一种精益工具
GDP	Gross Domestic Product	国内生产总值
HSE	Healthcare Systems Engineering	医疗系统工程
IAE	Institution for the Advancement of Engineering	工程促进协会
ICU	Intensive Care Unit	重症监护室
INCOSE	International Council on Systems Engineering, professional society of Systems Engineers	国际系统工程协会，即系统工程师专业协会
IOM	Institute of Medicine	医学研究所
ISOPE	International Society of Petroleum Engineers	国际石油工程师协会
IT	Information Technology	信息技术
LA	Los Angeles	洛杉矶
LAI	Lean Advancement Initiative	精益进取计划

LAI EdNet	Educational Network of Universities under LAI	精益进取计划下属的大学教育网络
LEfSE	Lean Enablers for Systems Engineering	系统工程的精益推动项目
LH	Lean Healthcare	精益医疗
LHSE	Lean Healthcare Systems Engineering	精益医疗系统工程
MBSE	Model Based Systems Engineering	基于模型的系统工程
MD	Medical Doctor	医学博士
MEiL	（Wydział）Mechaniczny Energetyki i Lotnictwa（name of a Department in Warsaw Institute of Technology）	（院系）机械动力与航空工程学院（华沙理工大学某院系的名称）
MIT	Massachusetts Institute of Technology	麻省理工学院
MoE	Measures of Effectiveness	有效性度量
NASA	National Aeronautics and Astronautics Agency	美国国家航空航天局
NIH	National Institute of Health	美国国立卫生研究院
NPAJAC	National Polish American Jewish American Council	波兰裔美国人与犹太裔美国人全国委员会
OECD	Organization for Economic Cooperation and Development	经济合作与发展组织
OR	Operating Room	手术室
OV1	Operational View 1（one of DODAF views）	行动视图1（美国国防部体系结构框架视图之一）

PCAST	Presidential Council of Advisors on Science and Technology	总统科技顾问委员会
PCP	Primary Care Provider	初级保健提供者
POGO	name of longitudinal oscillations of liquid rockets	液体火箭纵向耦合振动的名称
RN	Registered Nurse	注册护士
SE	Systems Engineering	系统工程
SIPOC	Source-Input-Process-Output-Customer diagram	来源－输入－流程－输出－顾客流程图
SNAME	Society of Naval Architects and Marine Engineers	造船与轮机工程师协会
SNF	Skilled Nursing Facility	专业护理机构
SV1	Systems View 1（one of DODAF views）	系统视图 1（美国国防部体系结构框架视图之一）
TQM	Total Quality Management	全面质量管理
TRW	An Aerospace company named after Thompson，Ramo，and Wooldridge	以 Thompson、Ramo 和 Wooldridge 命名的航空航天公司
Tx	Treatment	治疗
UCLA	University of California，Los Angeles	加利福尼亚大学洛杉矶分校
UK	United Kingdom	英国
USC Keck/LA	University of Southern California Keck and Los Angeles County Medical Center	南加利福尼亚大学凯克医学中心 / 洛杉矶郡医学中心

VA	Veterans Administration medical center	退伍军人管理局医疗中心
V&V	Verifification and Validation	验证与确认
VSM	Value Stream Map（or Mapping）	价值流图
WHO	World Health Organization	世界卫生组织

附　录

本书第 2 章描述了新的精益医疗系统工程过程。为完整起见，本附录中还提到了另外两个系统工程过程。

1. 第一个是由伦敦英国皇家工程学院创建的名为"工程改进照护"的医学系统工程模型（皇家科学院，2017）。这是一种用来设计复杂医疗系统的巧妙方法。依本作者所见，这一模型适用于比本书所讨论的系统和精益医疗系统工程更大的系统。该模型如图 A-1 所示。

2. 第 2 个是如图 A-2 所示的 ISO 15288 系统工程生命周期过程（Walden，2015）。这一过程序列适用于大型复杂技术项目，并与联邦采购系统相匹配。同上，对于小型医疗服务项目来说，这些流程也太过繁琐了。读者会注意到，精益医疗系统工程中只包含了图 A-2 所示的几个过程：设计、系统架构、风险和实施。而验证、确认和运行，这些过程都以一种非常简单的方式在精益医疗系统过程中实现。

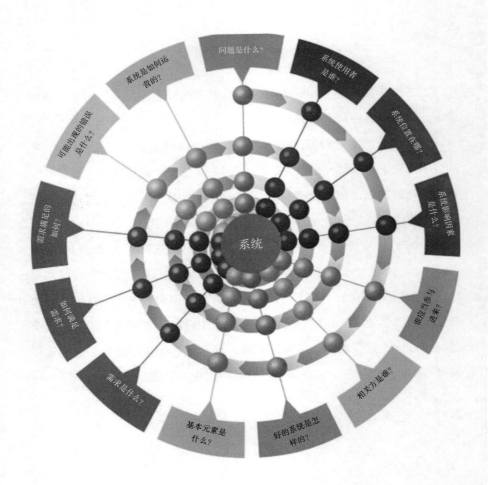

图 A-1　医学系统工程模型
伦敦英国皇家工程学院，2017，经许可转载

技术过程

- 业务或任务分析过程
- 利益相关者需求定义过程
- 系统需求定义过程
- 架构定义过程
- 设计定义过程
- 系统分析过程
- 实施过程

- 集成过程
- 验证过程
- 过渡过程
- 确认过程
- 运行过程
- 维护过程
- 处理过程

技术管理过程

- 项目规划过程
- 项目评估和控制过程
- 决策管理过程
- 风险管理过程

- 配置管理过程
- 信息管理过程
- 度量过程
- 质量保证过程

协议过程

- 采购过程
- 供应过程

组织的项目使能过程

- 生命周期模型管理过程
- 基础设施过程管理
- 项目组合管理过程
- 人力资源管理过程

- 质量管理过程
- 知识管理过程

图 A-2　ISO 15288 系统工程过程

作者简介

Bohdan W. Oppenheim 出生于波兰华沙。他的专业背景包括医疗、工程、系统工程和精益。自 1971 年以来作者一直住在美国。他的学位包括英国南安普顿大学的博士学位（1980）、麻省理工学院海军建筑师研究生学位（1974 年）、新泽西州史蒂文斯理工学院理学硕士学位（1972 年），以及华沙理工大学机械动力与航空工程学院（MEiL）的理学学士学位（相当于 1970 年）。

自 1982 年以来，Bohdan W. Oppenheim 博士一直在洛杉矶洛约拉马利蒙特大学工作，他拥有过许多头衔，包括 2013 年至今担任医疗系统工程教授、主任和发明者；2004 年至今担任系统工程教授以及 1995—2009 年间担任机械工程教授和研究生主任。担任的其他重要职务包括国际系统工程协会精益系统工程工作组的创始人和联合主席，以及开发系统工程医疗保健促进工程的精益推动项目（LEfSE）的原型团队的领导者（荣获国际系统工程协会最佳产品奖和 2010 年新乡奖 Shingo Award），美国能源部工业评估中心主任（2005—2007 年间评估 125 家工业厂房的精益生产力），国际系统工程协会医疗工作组成员，麻省理工学院精益进取计划教育网络（LAI EdNet）的协调员，精益教育学术网络指导委员会成员。

Bohdan W. Oppenheim 博士的专业领域包括医疗系统工程、

精益医疗系统工程过程、精益医疗、生产力、质量、弹性和系统工程，还包括以前研究的动力学、信号处理、船舶用停泊模拟器和造船学。他（与 S.Rubin 合作）是液体火箭纵向耦合振动模拟器的作者，该模拟器被火箭工业和美国国家航空航天局使用，并由航空航天公司开发。他的工业工作经历（全职或兼职）包括航空航天公司（1990—1994），诺斯罗普 Northrop（1985—1990），全球海洋发展（1974—1978）。他是诺斯罗普·格鲁曼（Northrop-Grumman）公司（2007—2008）、波音公司（2001—2004）、空客公司（2005）、波兰电信公司（2006—2008）、火星公司（2007—2008）以及美国和欧洲的其他 50 家公司或政府机构的顾问。他是国际系统工程协会（INCOSE）、精益进取计划教育网络的成员，也曾是美国电气工程师协会（ASEE）、美国机械工程师协会（ASME）、国际石油工程师协会（ISOPE）和造船与轮机工程师协会（SNAME）的成员。他获得的一些奖项和认可包括 3 次获得新乡（Shingo Awards）奖励；2011 年获得 Fulbright 奖；担任国际系统工程协会（INCOSE）INCOSE 和工程促进协会（IAE）会员；2008 年被洛杉矶工程师和科学家委员会授予最佳工程教师奖。他已获得 1 922 000 美元的外部资助。

Bohdan W. Oppenheim 博士著有 4 本专业书籍，6 章专业书籍章节，36 篇技术期刊文章，以及 3 本非技术书籍和 12 篇非技术期刊文章。此外，他还制作和导演两个电视节目。他多次举办了研讨会、导师辅导和网络研讨会，其中，关于关于医疗系统工程举办了 20 次，关于系统工程医疗保健促进工程的精益推动项目举办了 25 次以及关于精益产品开发流程举办了 13 次。此外，他曾在加拿大、中国、法国、德国、以色列、意大利、荷兰、波兰、俄罗斯、瑞典、英国和美国担任客座教师。

Bohdan W. Oppenheim 博士住在加利福尼亚州的圣莫尼卡（Santa Monica）和波兰的华沙，有两个已婚的儿子。他有美国海岸警卫队颁发的船长执照，是一个拥有 15 000 英里经验的远洋水手。他也是现代波兰艺术的收藏家。参见网址：https://cse.lmu.edu/media/ lmucse/departments/healthcaresystemsengineering/Oppenheim-CV-Feb-2020_V3.pdf.

相 关 图 书 推 荐

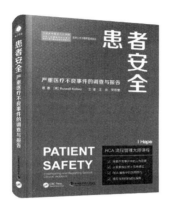

原著：[英] Russell Kelsey
主译：王岳　宋奇繁
定价：139.00 元

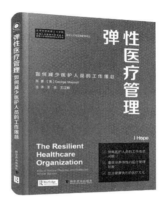

原著：[美] George Mayzell
主译：王岳　王江颖
定价：98.00 元

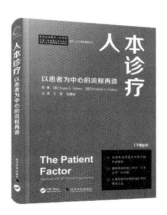

原著：[美] Rupa S. Valdez 等
主译：王岳　石婧瑜
定价：128.00 元

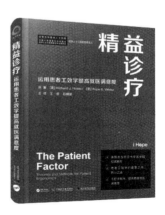

原著：[美] Richard J. Holden 等
主译：王岳　石婧瑜
定价：139.00 元

《患者安全：严重医疗不良事件的调查与报告》
王岳　宋奇繁　主译

《跨越鸿沟：医院环境进阶中的精益医疗系统工程》
王岳　樊荣　霍婷　主译

《人本诊疗：以患者为中心的流程再造》
王岳　石婧瑜　主译

《精益诊疗：运用患者工效学提高就医满意度》
王岳　石婧瑜　主译

《弹性医疗管理：如何减少医护人员的工作倦怠》
王岳　王江颖　主译